CONTRIBUTION A L'ÉTUDE

DES

URÉTÉRITES ET DE LEUR TRAITEMENT CHIRURGICAL

URÉTÉRECTOMIE

PAR

Le Dr Léon ROUSSEAU

Ancien interne des hôpitaux de Paris.

PARIS

G. STEINHEIL, ÉDITEUR

2, RUE CASIMIR-DELAVIGNE, 2

1893

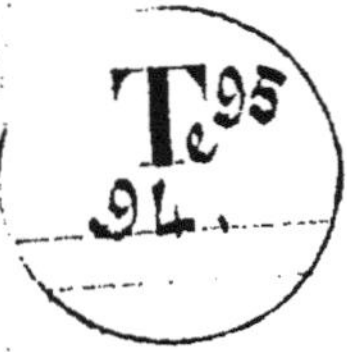

CONTRIBUTION A L'ÉTUDE

DES

URÉTÉRITES ET DE LEUR TRAITEMENT CHIRURGICAL

(URÉTÉRECTOMIE)

IMPRIMERIE LEMALE ET Cie, HAVRE

CONTRIBUTION A L'ÉTUDE

DES

URÉTÉRITES ET DE LEUR TRAITEMENT CHIRURGICAL

(URÉTÉRECTOMIE)

PAR

Le Dr Léon ROUSSEAU

Ancien interne des hôpitaux de Paris.

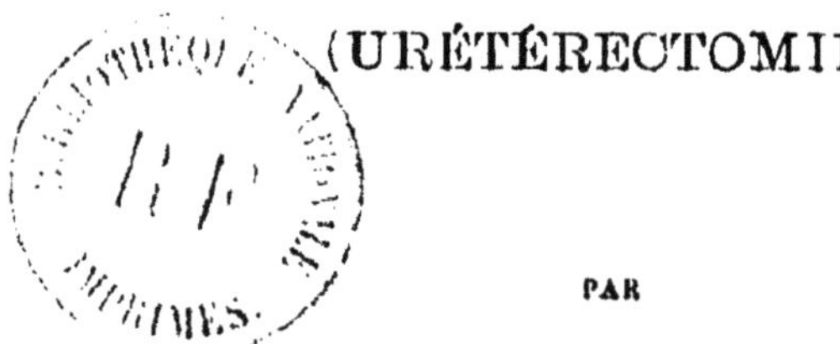

PARIS

G. STEINHEIL, ÉDITEUR

2, RUE CASIMIR-DELAVIGNE, 2

1893

CONTRIBUTION A L'ÉTUDE

DES

URÉTÉRITES ET DE LEUR TRAITEMENT CHIRURGICAL

(URÉTÉRECTOMIE)

AVANT-PROPOS

Les opérations sur le rein sont entrées depuis quelques années dans le domaine de la chirurgie courante. Aucun chirurgien, non seulement n'hésite plus aujourd'hui à intervenir, quandil se trouve en présence d'une suppuration rénale, mais se croit obligé de le faire dans le plus bref délai, s'il veut s'assurer les meilleures chances de succès. Que cette suppuration soit consécutive à la lithiase rénale, qu'elle soit d'origine ascendante, complication de lésions de l'urèthre ou de la vessie, qu'elle soit même d'origine bacillaire, si, dans ce cas, les lésions semblent limitées à l'appareil sécréteur, il est aujourd'hui reconnu de toute nécessité de pratiquer suivant les indications, soit la néphrotomie, soit la néphrolithotomie, soit l'ablation totale du rein ou néphrectomie. L'uretère lui aussi a bénéficié des progrès de la chirurgie, et on ne craint plus de l'aborder en cas de calcul de l'uretère et d'anurie calculeuse, et de l'extraire en le repoussant dans le bassinet, ou en incisant longitudinalement le conduit excréteur du rein, urétérotomie.

Mais jusqu'à ce jour, dans les cas de suppuration de l'appareil urinaire ascendant, l'intervention a été limitée au rein. Il était admis que les fistules purulentes consécutives à l'incision simple du rein ou néphrotomie, ou à la néphrolithotomie, guérissaient avec l'ablation de l'organe. Le rein extirpé, la ligature posée, tout disparaissait.

C'est évidemment ainsi que les choses se passent dans la majorité des cas, et un grand nombre d'observations le prouvent. Mais il n'en est pas toujours ainsi.

Les lésions d'urétérite peuvent être telles qu'elles persistent après la néphrectomie, et une observation récente de M. Reynier, qui a fait le sujet d'une communication à la Société de chirurgie, est là pour le prouver. Les lésions continuent après l'enlèvement du rein ; et une nouvelle indication peut s'imposer si l'on veut faire disparaître tous les accidents.

On lit, en effet, dans le traité de chirurgie : « Après la néphrotomie, la suppuration persiste et malheureusement il reste une fistule dans 45,6 pour 100 des cas. C'est là l'infériorité de la néphrotomie, dit M. Tuffier. Nous avons montré que cette fistule si fréquente était peut-être due à l'opération tardive. En tout cas, elle tient non seulement à la dégénérescence fibreuse des parois du foyer suppurant, aux calculs laissés dans le rein dans 16 pour 100 des cas, mais surtout aux lésions d'urétérite(1) ». Pourquoi ces lésions d'urétérite, cause si fréquente des fistules après la néphrotomie, ne pourraient-elles pas être telles, qu'elles ne guérissent pas avec la néphrectomie?

De là nous est venue l'idée de ce travail, dans lequel nous étudierons les lésions d'urétérite compliquant la pyonéphrose, et susceptibles de persister après l'ablation du rein, les symptômes auxquels peuvent donner lieu ces lésions, enfin les conditions particulières qui pourront conduire le chirurgien à intervenir du côté de l'uretère pour la suppuration de ce canal.

Qu'il nous soit permis au début de ce travail d'exprimer toute notre reconnaissance à notre maître, M. Reynier, dont nous avons été l'élève pendant trois années consécutives, qui n'a cessé de nous témoigner la plus grande amitié. Pendant les deux années d'internat que nous avons faites chez lui, il nous a appris la chirurgie courante en nous faisant opérer sous sa direction. Aussi lui en serons-nous toujours reconnaissant.

Nous devons encore le remercier de nous avoir conseillé ce travail.

Que nos autres maîtres dans les hôpitaux, MM. Théophile Anger, Debove, Legroux, Picqué, Porak, Broca, veuillent bien accepter le témoignage de notre gratitude.

Que M. Delens, dans le service duquel nous avons passé un temps trop court, nous permette de lui adresser nos

____

(1) Tuffier. *Traité de chirurgie*, p. 445, t. VII.

remerciements ; en même temps qu'à M. Chevallereau, médecin en chef de la Clinique ophtalmologique des Quinze-Vingts, qui s'est toujours montré très bienveillant pour nous et nous a facilité, autant qu'il a pu, l'étude de l'oculistique.

Nous prions M. le professeur Tillaux, qui nous a fait l'honneur d'accepter la présidence de cette thèse, de croire à notre reconnaissance.

CHAPITRE PREMIER

Anatomie.

Il est bon de rappeler d'abord, aussi brièvement que possible, l'anatomie de l'uretère ainsi que les différents modes d'exploration de cet organe. Nous empruntons à Sappey et à la thèse de Hallé une grande partie des dé·tails anatomiques qui suivent.

L'uretère est le conduit excréteur du rein. Il s'étend de l'excavation du hile, dans laquelle il prend naissance par plusieurs racines, au bas-fond de la vessie, où il se termine par un orifice étroit et parabolique (Sappey).

Sa longueur varie de 25 à 30 centim. Hallé, dans quelques mensurations a trouvé 24, 27, 28 centim.

A l'état normal, le calibre des uretères jouissant d'une perméabilité complète ne dépasse pas celui d'une plume à écrire (Sappey). Les conduits urétériques normaux ont 1 millimètre environ de diamètre (Pozzi).

La direction de ces conduits est oblique de haut en bas et de dehors en dedans ; ils convergent, par conséquent, sans cependant arriver à se rencontrer.

Il convient, dit Sappey, de distinguer à chacun d'eux une portion abdominale et une portion pelvienne. Il vaut mieux, à l'exemple de Hallé, leur considérer trois portions : une portion abdominale, une portion pelvienne et une portion intravésicale ; et de plus, pour l'étude des rapports, chez l'homme et surtout chez la femme, il est important de diviser le trajet pelvien de l'uretère en deux parties, une première partie descendante, dans laquelle il reste appliqué à la paroi pelvienne latérale, une seconde convergente plus courte où il se dirige vers la base de la vessie (1).

Portion abdominale. — L'uretère prend naissance dans l'excavation du hile par des racines toujours multiples, qui ont reçu le nom de calices.

En se continuant par leur circonférence les calices forment une sorte de réservoir infundibuliforme connu sous le nom de bassinet. De la partie inférieure de celui-ci part un long conduit, qui est l'uretère proprement dit.

Le bassinet formé par la convergence des calices, large supérieurement, étroit inférieurement, revêt la forme d'un entonnoir aplati d'avant en arrière. Ses dimensions diffèrent suivant les individus. Souvent il est si petit que l'uretère semble succéder immédiatement aux troncs produits par la convergence des calices. En général il est assez développé dans le sens transversal, pour déborder en dedans le hile du rein ; et dans le sens vertical, pour se prolonger jusqu'à l'extrémité inférieure du viscère (Sappey). C'est donc au niveau de l'extrémité inférieure du rein qu'on doit placer l'ori-

(1) HALLÉ. *Urétérites et pyélites.* Thèse, Paris, 1887.

gine de l'uretère proprement dit. Or, si nous nous reportons à la thèse de Récamier, et aux planches dessinées avec tant de précision par M. le professeur Farabeuf, nous voyons que l'extrémité inférieure du rein répond à gauche au bord supérieur de l'apophyse transverse de la troisième vertèbre lombaire ; et à droite, au milieu de la face antérieure de cette apophyse transverse de la troisième lombaire. Il n'existe donc qu'une différence très minime entre le point d'origine de l'uretère droit et de l'uretère gauche, et par suite une différence de longueur d'un demi-centimètre à un centimètre au maximum entre les deux conduits ; la largeur de l'apophyse transverse de la troisième vertèbre étant de 11 à 12 millimètres. Cette apophyse transverse de la troisième lombaire se trouve à environ cinq centimètres au-dessus de la crête iliaque. Il nous semble que c'est là un rapport plus fixe que celui établi par Tourneur dans sa thèse, qui place ainsi qu'il suit le point d'origine de l'uretère : « Sur une ligne parallèle à l'axe du corps passant par la jonction du tiers interne de l'arcade crurale avec ses deux tiers externes, à 6 centimètres au-dessous du pont où cette ligne coupe la dernière côte. »

Nous croyons donc pouvoir fixer ainsi l'origine du conduit urétérique : Le point d'intersection de deux lignes, l'une, verticale, parallèle à l'axe du corps, passant par la jonction du tiers interne de l'arcade crurale avec ses deux tiers externes, l'autre, transversale, portant en arrière de l'apophyse transverse de la 3° vertèbre, cette apophyse transverse de la troisième vertèbre étant exactement située à cinq centimètres au-dessus de la crête iliaque. C'est là un point d'origine qui a son importance pour le clinicien. Car toute douleur siégeant au-dessous de ce point sur le trajet de l'uretère, pourra être rapportée à l'uretère, et non au rein.

Nous trouvons encore exactement dessinés dans les planches de Farabeuf les rapports du bassinet ou de la partie initiale de l'uretère, quand le bassinet ne descend pas jusqu'à l'extrémité inférieure du rein ; mais ces rapports intéressent moins, puisqu'il sera impossible, par suite des rapports immédiats avec le rein, de rapporter le symptôme douleur au rein ou au canal excréteur.

La longueur du trajet abdominal de l'uretère est, d'après Engelmann, de 11 centimètres à gauche, de 13 à 14 à droite. D'après ce que nous venons de voir, il s'en faut de beaucoup qu'il existe une différence aussi considérable de longueur entre l'uretère droit et l'uretère gauche.

A partir de son origine, l'uretère est à peu près vertical dans son trajet abdominal. Tourneur lui décrit une légère courbe à convexité externe. Sa partie moyenne, au niveau du milieu d'une ligne unissant la pointe xiphoïde au pubis, serait la plus rapprochée de la colonne vertébrale. Ce point n'est distant que de trois centimètres et demi à quatre centimètres de la ligne médiane des corps vertébraux (1). Ce rapport est exact. Si, en effet, nous prenons la planche IV de Farabeuf, dans la thèse de Récamier, nous voyons que l'uretère répond dans son trajet abdominal à la face antérieure des

(1) HALLÉ. *Loc. cit.*

apophyses transverses des troisième, quatrième et cinquième vertèbres lombaires, le bord externe du conduit répondant presque au sommet de l'apophyse. Or, le sommet des apophyses transverses st situé à cinq centimètres et demi de la ligne médiane des corps vertébraux De ce rapport, on peut conclure à la possibilité d'une plaie de l'uretère par un des fragments de l'apophyse transverse fracturée, et par suite à la formation d'une infiltration d'urine ou d'une fistule urétérale.

Cet accident sera d'autant plus rare, que l'uretère est logé au milieu d'un tissu cellulaire habituellement lâche, qui lui donne une remarquable mobilité, surtout sur le plan postérieur, en le faisant adhérer un peu plus solidement au péritoine qu'il accompagne souvent quand on le décolle imprudemment (1).

Dans le trajet abdominal, l'uretère répond : en avant, au péritoine, aux vaisseaux spermatiques qui le croisent à angle aigu, aux vaisseaux utéro-ovariens, chez la femme, qui longent son côté interne, à l'S iliaque du côlon à gauche, et à la partie terminale du mésentère et de l'iléon à droite. Les circonvolutions de l'intestin grêle le recouvrent dans la plus grande partie de son trajet ; en arrière, l'uretère repose sur le grand psoas, dont il est séparé par une lame cellulo-fibreuse.

Où se termine la portion abdominale de l'uretère? Au point où l'uretère croise le détroit supérieur, au-devant de la symphyse sacro-iliaque, à la bifurcation de l'iliaque primitive, à l'origine de l'iliaque externe. Ce point est

____

(1) HALLÉ. *Loc. cit.*

éloigné de la ligne médiane de quatre centimètres et demi. C'est le point important dans la palpation abdominale de l'uretère. « Il se trouve exactement, dit Tourneur, sur la ligne horizontale qui unit les deux épines iliaques antérieures et supérieures, au tiers de la longueur de cette ligne, un peu au-dessus cependant. »

« Le lieu d'intersection de deux lignes, l'une horizontale et transversale, partant de l'épine iliaque antérieure et supérieure ; l'autre, verticale, montant de l'épine pubienne, nous a souvent permis de marquer sur la paroi abdominale avec assez d'exactitude, le point de pénétration de l'uretère dans le petit bassin. C'est un peu en dehors qu'il faudra placer le milieu de l'incision par laquelle on se propose d'atteindre l'uretère par décollement du péritoine » (Halle).

PORTION PELVIENNE. — La portion pelvienne de l'uretère a été surtout bien étudiée par Ricard (*Semaine médicale*, 1887), et par Halló.

Au point de vue de l'exploration digitale et surtout chez la femme, il est nécessaire de lui considérer deux parties : une première partie descendante appliquée à la paroi pelvienne latérale, une seconde plus courte, convergente, de trois à quatre centimètres environ, se dirigeant vers la base de la vessie. Cette division s'accentue quand le rectum et la vessie sont distendus, ou, quand le doigt introduit dans le rectum ou le vagin chez la femme, soulève la paroi latérale de ces organes, allant à la recherche de l'uretère.

La première partie, d'une longueur de 7 à 8 centimètres, présente des rapports qui peuvent être étudiés en même temps chez l'homme et chez la femme.

Son point d'origine répond à la naissance de l'iliaque externe. Sa terminaison est marquée par un coude surtout accentué chez la femme, coude que Hallé compare à celui que décrit l'artère utérine quand cette artère, qui « plonge d'abord en descendant remonte en se dirigeant vers la ligne médiane » (1).

Sa direction est oblique en bas et en avant.

Ses rapports sont les suivants :

Après avoir croisé l'artère et la veine iliaque externes, l'uretère longe le bord antérieur de l'artère hypogastrique, quelquefois répond à sa face interne, laissant en arrière la veine, et au-dessous d'elle, tout à fait en bas, les origines du sciatique et du tronc lombo-sacré ; puis croise le cordon fibreux de l'artère ombilicale ainsi que le nerf obturateur. Ces deux cordons suivent une direction perpendiculaire à celle du canal excréteur.

Ils séparent l'uretère de la paroi pelvienne latérale. En outre, chez la femme, les vaisseaux utéro-ovariens l'accompagnent, suivant d'abord le même trajet et placés à sa partie postéro-interne, mais ils ne tardent pas à l'abandonner pour pénétrer dans le bord supérieur du ligament large.

Chez l'homme les vaisseaux spermatiques se séparent de l'uretère au niveau du détroit supérieur.

Dans tout ce trajet le péritoine recouvre l'uretère qui est assez mobile.

(1) HALLÉ. *Loc. cit.*

La seconde partie de la portion pelvienne a une longueur de trois à quatre centimètres. Sa direction est presque transversale, légèrement oblique en avant. Les rapports sont différents chez l'homme et chez la femme.

Chez l'homme l'uretère atteint presque aussitôt la base de la vésicule séminale, dont elle croise la partie postérieure de sa face supérieure.

A ce niveau il est en rapport avec le canal déférent, qui le croise en passant au-dessus de lui. C'est là un rapport important, puisqu'il a servi à M. Reynier de point de repère pour aller à la recherche du conduit urétérique. Le canal déférent, dont la direction est perpendiculaire à celle de l'uretère, à partir de sa sortie du canal inguinal, ayant abandonné les vaisseaux spermatiques forme une arcade à concavité interne qui embrasse l'arcade à concavité supérieure de l'artère épigastrique, chemine entre le fascia transversalis et le péritoine, puis entre cette séreuse et le fascia iliaca, descend dans l'excavation pelvienne, après avoir croisé l'artère et la veine iliaque externes, quand la vessie est vide, s'applique aux parois latérales de l'excavation pelvienne, obliquement dirigé en bas et en arrière, et croisant successivement le cordon de l'artère ombilicale et le nerf obturateur, atteint enfin la base de la vésicule séminale où il coupe l'uretère à angle droit pour s'appliquer ensuite à la face interne de la vésicule séminale du côté correspondant.

Dans tout ce trajet le canal déférent comme l'uretère est sous-péritonéal.

Il faudra donc procéder au décollement du péritoine dans une grande étendue, si l'on veut se servir du canal déférent comme guide pour rechercher l'uretère.

Après avoir croisé l'uretère en passant au-dessus de lui, le canal déférent s'applique au bord interne de la vésicule séminale, l'uretère au contraire coupe obliquement l'angle postéro-externe de la vésicule, atteint le bord externe de la vésicule, s'en écarte légèrement et atteint l'angle postéro-latéral de la vessie, se plaçant alors sur un plan supérieur à celui du canal déférent.

A ce niveau, l'uretère est situé dans le repli péritonéal qui forme le ligament postérieur falciforme de la vessie (Morris). Au moment où il atteint la base de la vésicule séminale, l'uretère se met en rapport avec la paroi rectale.

Chez la femme, les rapports de cette seconde portion de l'uretère pelvien sont très importants.

L'origine de cette seconde portion est marquée, avons-nous vu, par un coude que forme l'uretère, abandonnant la paroi pelvienne pour pénétrer dans la base du ligament large.

Deux points très importants sont à retenir, qui ont été fixés avec la plus grande exactitude par MM. Ricard et Halló. Le rapport de l'uretère avec les vaisseaux utérins, artère et veine, et celui qu'il contracte avec le col utérin et les culs-de-sac vaginaux. Ces rapports prennent une importance extrême pour le chirurgien qui voudra aborder l'uretère par la voie vaginale. Si nous étudions les rapports avec les vaisseaux utérins, nous voyons que la veine utérine reste toujours à la partie postérieure de l'uretère; tandis que l'artère est croisée par lui sur la paroi pelvienne, au-dessous du cordon de l'artère ombilicale. Cette artère longe ensuite le bord antérieur du canal excréteur. Mais au moment de pénétrer dans la base du ligament large, le vaisseau se coude au dessus du conduit, et le croise en se portant en dedans, en haut et en arrière vers le col utérin (1). L'uretère se coudant plus bas et continuant à se porter en dedans et en avant, il en résulte que l'artère croise l'uretère à angle aigu, et se trouve située dans la base du ligament large sur un plan supérieur et postérieur. La déduction est facile. L'incision du cul-de-sac vaginal devra être faite dans l'angle qui sépare le cul-de-sac antérieur du cul-de-sac latéral du vagin, et l'artère aura d'autant plus de chance d'être évitée, que l'uretère sera augmenté de volume, et aura par suite repoussé le vaisseau en haut et en arrière.

L'autre rapport important très bien démontré par M. Ricard, et devenu classique aujourd'hui, est celui que l'uretère contracte avec les culs-de-sac vaginaux et le col utérin.

L'uretère est toujours éloigné du bord latéral du col utérin, d'au moins un centimètre et demi. Il suffit pour s'en convaincre, de sectionner verticalement le bord interne du ligament large à son insertion utérine. On arrive ainsi jusqu'aux culs-de-sac latéraux du vagin, sans intéresser l'uretère. On le laisse même à une assez grande distance. Le point où il se rapproche le plus du col, est le point où il aborde l'angle postéro-latéral de la vessie ; mais alors l'uretère n'est plus en rapport avec le cul-de-sac latéral, mais avec le cul-de-sac antérieur. Si on a pu dire que dans l'hystérectomie vaginale, lorsque l'uretère

(1) HALLÉ. *Loc. cit.*

a été sectionné, il l'a été dans le cul de-sac antérieur, et non dans le cul-de-sac latéral, il en résulte que, lorsque, de parti pris, le chirurgien voudra aborder l'uretère par le vagin, c'est plutôt dans le cul-de-sac antérieur que dans le cul-de-sac latéral qu'il devra pratiquer son incision.

PORTION INTRA-VÉSICALE. — La portion intra-vésicale de l'uretère, dont la longueur ne dépasse pas 10 millim., chemine d'abord dans l'épaisseur de la couche musculaire de la vessie, à laquelle elle s'unit de la manière la plus intime, à l'aide d'un échange réciproque de fibres. Elle rampe ensuite entre cette couche et la tunique muqueuse et s'ouvre sur la surface libre de celle-ci par un orifice très obliquement coupé en bec de flûte. Il résulte de ce mode d'abouchement que l'urine passe facilement des uretères dans la vessie, et qu'une fois épanchée dans la cavité vésicale, elle ne peut plus refluer vers les conduits. Ce n'est que dans certaines conditions pathologiques que ce reflux pourra se faire.

Si maintenant nous examinons la surface interne de la cavité vésicale à l'état de plénitude, nous voyons que les uretères viennent s'ouvrir aux angles postérieurs du trigone vésical par un orifice ovalaire, dont la grosse extrémité se dirige au dehors et en arrière. Au niveau de celle-ci, la muqueuse vésicale s'applique à la muqueuse urétérique, et se continue avec elle en formant un repli à bord concave, repli qu'on compare à une valvule, mais qui en réalité n'en est pas une.

Les deux orifices de l'uretère, ainsi que l'orifice de

l'urèthre qui constituent les trois angles du triangle de Lieutaud, siègent au centre d'un mamelon plus ou moins saillant irrégulièrement cylindrique, constitué par un épaississement musculaire revêtu d'un repli de la muqueuse.

Les deux orifices urétériques sont réunis par une bride saillante, transversale, formée par un épaississement musculaire plus développé chez l'homme que chez la femme, et s'accentuant avec l'âge. Cette bride convexe en avant, est cependant toujours assez épaisse et assez résistante, même à sa partie médiane pour arrêter le bec d'une sonde poussée doucement (Pawlick), et pour être sensible à la palpation directe chez la femme par le procédé de Simon. Cette saillie s'appelle ligament inter-urétérique, bourrelet ou muscle des uretères. Elle sépare le triangle vésical du bas-fond de la vessie, et constitue la base curviligne du triangle de Lieutaud, dont les côtés sont indiqués par des saillies semblables, mais moins marquées qui se dirigent en s'atténuant vers l'urèthre. Les dimensions de ces lignes sont naturellement variables suivant l'état de vacuité ou de réplétion plus ou moins grande du réservoir urinaire.

Cependant le triangle est à peu près équilatéral. Sa base, la ligne inter-urétérique varie de 2 cent. 6 millim. à 4 cent. (Simon, Quain, Hirtl).

Les côtés ont été estimés à 2 cent. 7 millim. (Simon), 2 cent. à 2 cent. 8 millim. (Warnoots), 4 cent. (Hart) (1).

(1) Pozzi. *Traité gynécol.*, p. 128.

La hauteur du triangle qui est la distance de l'urèthre au milieu de la ligne inter-urétérique est de 1 cent. à 2 (Warnoots), ou de 3 cent. (Hartl).

Le trigone vésical repose chez l'homme sur la base de la prostate et sur les vésicules séminales. La base du triangle n'atteint pas la base des vésicules séminales, même dans l'état de plénitude du récipient urinaire. En effet, la longueur des vésicules séminales est ordinairement de 5 cent. Or, même en tenant compte de l'obliquité du trajet uréthral à partir du point où viennent s'ouvrir les canaux éjaculateurs au verumontanum, nous voyons que les vésicules séminales débordent toujours d'au moins 2 centimètres la ligne inter-urétérique.

Chez la femme, le triangle de Lieutaud répond à la paroi antérieure du vagin.

La base du triangle est située à peu près sur le même plan que le sommet du col utérin, au-dessous par conséquent du point où se réfléchit le cul-de-sac vaginal antérieur sur le col. La base de ce triangle, c'est-à-dire la ligne qui réunit les orifices des uretères est située à une distance d'environ deux centimètres du fond du cul-de-sac dans l'état de réplétion de la vessie. La paroi antérieure du vagin ayant effectivement une longueur moyenne de 8 à 9 centimètres, le canal de l'urèthre chez la femme étant de 30 millim. environ, comme son extrémité inférieure, le méat urinaire, situé à la partie la plus profonde de la vulve, répond exactement à l'extrémité inférieure du vagin; si même nous portons à trois centimètres la hauteur du trigone vésical, nous voyons

que la base de ce triangle répond toujours à deux centimètres au moins au-dessous du cul de-sac vaginal. La
portion vaginale du col utérin mesurant ordinairement 20 à 24 millim. la base du triangle et l'extrémité inférieure du col sont donc à peu près sur le même plan.

CHAPITRE II

De l'exploration de l'uretère.

Le calibre de ce conduit et sa profondeur rendent son exploration très difficile. De grands progrès ont été réalisés dans cette voie ces dernières années ; et l'exploration de l'uretère a bénéficié largement des perfectionnements apportés à l'endoscopie vésicale, perfectionnements qui ont permis à la fois de se rendre compte *de visu* de l'état et du fonctionnement des orifices urétériques, et de faciliter le cathétérisme de ces conduits, particulièrement chez l'homme.

Nous étudierons dans ce chapitre les différents modes d'exploration de l'uretère qui sont aujourd'hui à notre disposition.

L'exploration peut être faite médiatement par les différents procédés de palpation à travers la paroi abdomiminale, ou par les orifices naturels, rectum chez l'homme, rectum et vagin chez la femme. C'est l'exploration indirecte.

L'exploration directe comprend : l'endoscopie vésicale, le cathétérisme, et enfin le cathétérisme aidé de l'endoscopie.

Chez la femme seulement le cathétérisme peut être pratiqué sans le secours de l'endoscope.

Palpation. — *Trois modes de palpation.*

1º La palpation abdominale.
2º Le toucher rectal ;
3º Le toucher vaginal ;

Palpation abdominale. — La palpation à travers l'abdomen ne peut donner de renseignements que sur la portion abdominale de l'uretère.

Le point d'origine de l'uretère a été fixé anatomiquement à l'intersection de deux lignes, l'une, verticale, parallèle à l'axe du corps, passant par la jonction du tiers interne de l'arcade crurale avec ses deux tiers externes ; l'autre, transversale, partant en arrière de l'apophyse transverse de la 3º vertèbre lombaire, cette apophyse transverse étant exactement située à cinq centimètres au-dessus de la crête iliaque.

Le point de terminaison de l'uretère abdominal a été ainsi établi par Tourneur. « Exactement sur la ligne horizontale qui unit les deux épines iliaques antérieure et supérieure au tiers de la longueur de cette ligne, un peu au-dessous cependant. Le point où il franchit le détroit est à 4 centim. 1/2 de la ligne médiane. »

C'est donc entre ces deux points qu'il faudra chercher l'uretère à travers la paroi abdominale, et plutôt en se rapprochant du point inférieur, puisque c'est à ce niveau qu'il est le plus facilement accessible, parce qu'il repose sur un plan osseux plus résistant.

Cette exploration doit être faite de la façon suivante : Le malade étant dans le décubitus dorsal, la région

lombaire reposant à plat sur le lit, les jambes légèrement
fléchies, on met le plat des doigts sur la paroi abdominale antérieure, un peu en dedans du trajet présumé de
l'uretère, puis on appuie progressivement et lentement
jusqu'à ce que les doigts arrivent sur un plan profond
résistant. Il suffit alors de les promener de dedans en
dehors pour sentir un cordon dur et irrégulier souvent
douloureux.

Toutefois, pour être positive, cette manœuvre néces-
site une paroi abdominale complaisante, maigre et dépressible (1). Il faut aussi ne pas avoir affaire à un sujet trop
nerveux. Il sera toujours utile, pendant cet examen, d'oc-
cuper l'attention du malade en l'interrogeant. Enfin les
mains qui explorent ne devront jamais être froides.

Toucher rectal. — Le toucher rectal chez l'homme, le
toucher vaginal chez la femme permettent d'explorer
l'uretère pelvien, et de se rendre compte de l'état de cet
organe.

Par le toucher rectal, on peut atteindre l'uretère en
deux points : Au niveau de la base de la vésicule séminale, ou en dehors sur la paroi pelvienne. On peut donc
toucher les deux portions de l'uretère pelvien. Le toucher doit se faire avec l'index droit pour l'uretère droit,
l'index gauche pour l'uretère gauche. Peut-être y aurait-
il avantage à se servir de deux doigts, l'index et le médius.
Ce toucher plus douloureux est possible. Quant au procédé de Simon qui introduisait la main tout entière dans
le rectum, il est aujourd'hui abandonné en France. les

____

(1) TUFFIER. *Loc. cit.,* in *Traité chirurg.,* t. VI, p. 647.

désordres qui peuvent en résulter ne compensant pas les avantages des renseignements qu'il peut fournir.

L'uretère se met en rapport, avons-nous vu, avec la paroi antéro-latérale du rectum au niveau de la vésicule séminale.

Le doigt qui pratique le toucher rectal peut donc l'atteindre à ce niveau.

Ce toucher ne diffère pas du toucher rectal ordinaire. Le doigt introduit, la face palmaire en avant explore successivement la prostate, son bord supérieur, cherche la vésicule séminale du côté correspondant, et l'uretère au niveau de la base de cette vésicule.

Mais le conduit est très difficile à reconnaitre. De plus il fuit sous le doigt qui explore. Enfin il faut certaines conditions qui ne se trouvent pas toujours chez les urinaires, une prostate petite, tandis que l'augmentation de volume de cet organe est plutôt la règle. Et si nous envisageons la possibilité d'une urétérite tuberculeuse, elle sera presque fatalement confondue avec des lésions bacillaires des vésicules séminales beaucoup plus fréquemment atteintes.

Il vaut donc mieux chercher l'uretère le long de l'excavation osseuse, et pour cela enfoncer l'index directement la pulpe en avant, aussi profondément que possible ; puis tourner le doigt du côté de la paroi pelvienne, et après l'avoir atteinte, promener sur cette paroi le doigt d'arrière en avant. Il sera possible aussi de sentir un cordon bosselé, roulant sous le doigt, le plus souvent douloureux.

Toucher vaginal. — Le palper des uretères par le toucher vaginal a été très étudié en Allemagne par Hegar, Chrobak et Pawlik, enfin par Sänger, qui, en 1886, précisant les indications déjà sommairement esquissées par ses devanciers, dans le but de pénétrer dans l'uretère directement sans opération préalable, s'attacha à faire pénétrer dans la pratique la palpation des uretères par le vagin (1).

Il est possible de sentir par le vagin la partie antérieure de la portion pelvienne des uretères injectés sur le cadavre à partir du point où ils s'ouvrent dans la vessie jusqu'à la base du ligament large. Cela équivaut à une longueur de 6 à 7 centim., c'est-à-dire à la moitié de leur portion pelvienne et au quart de leur longueur totale. C'est donc la seconde partie de l'uretère pelvien que l'on palpe à partir du point où ce conduit se réfléchit de la paroi pelvienne pour pénétrer dans le ligament large. Mais il est possible par le toucher vaginal d'atteindre la paroi latérale de l'excavation.

On doit donc pouvoir sentir par le vagin les deux portions de l'uretère pelvien.

Pour la seconde portion, celle qui chemine dans la base du ligament large, le champ des recherches est limité au tiers supérieur de la paroi antérieure du vagin. Voici comment il faut procéder, d'après Sänger et Pozzi.

Avec l'index on suit sur la paroi antérieure du vagin le canal de l'urèthre jusqu'à son embouchure.

On arrive au cul-de-sac antérieur du vagin. C'est dans la portion de la paroi vaginale antérieure comprise entre

(1) Pozzi. *Traité gynécol.*, p. 125.

l'orifice interne de l'urèthre et le cul-de-sac antérieur du
vagin, qu'il faut rechercher les uretères. Cette région ne
dépasse guère en étendue deux à cinq centimètres et se
distingue par une plus grande laxité. Avec la face palmaire
de l'index, on palpe les parois vaginales antérieure et
latérale dans la direction du ligament large. Main droite
pour l'uretère droit, index gauche pour l'uretère gauche.
Il faut procéder doucement, plutôt par glissement, et
n'appuyer en déprimant que peu à peu. Une palpation
délicate permet de sentir des uretères normaux ou un peu
hypertrophiés, ils donnent la sensation d'une artère
dépourvue de battements. Quand on peut les comprimer
contre un organe dur, paroi du bassin ou tête fœtale, ils
roulent sous le doigt et se déplacent dans leur gaine
conjonctive (1).

Chez les femmes enceintes, il serait possible de les
sentir dans une longueur de 10 centim., sans doute à
cause de l'hypertrophie du système musculaire lisse de
tout le petit bassin. On peut, en outre, prendre contre la
tête du fœtus un point d'appui pour l'exploration (2).

Ce palper est très difficile. Les uretères peuvent être
confondus avec des artères, avec des cordons cicatriciels
péri-utérins, et même, suivant Sänger, avec des faisceaux
musculaires du releveur de l'anus, et du constricteur
anal. Les uretères reposent sur le plancher pelvien, il
est facile de se rendre compte que, si l'on veut déprimer
la paroi abdominale, en même temps qu'on enfoncera le
doigt dans le cul-de-sac vaginal, on amènera au contact

(1) Pozzi. *Loc. cit.*
(2) Pozzi. *Loc. cit.*

du doigt, tous les cordons contenus dans le ligament large, et ce sera autant de causes d'erreur. Pour aller à la recherche de l'uretère sur la paroi pelvienne, on introduira l'index correspondant à l'uretère que l'on veut sentir, dans l'angle qui forme le cul-de-sac vaginal antérieur, avec le cul-de-sac vaginal latéral; on dirigera alors la pulpe du doigt en dehors et légèrement en arrière, en déprimant profondément le cul-de-sac.

Les auteurs allemands ont décrit une fossette, dite fossette ovarienne, dans laquelle repose l'ovaire. Cette fossette, oblique de haut en bas et d'arrière en avant, parallèle aux vaisseaux iliaques externes et au détroit supérieur, est située à 1 centim. en avant de la symphyse sacro-iliaque; elle est limitée, en haut, par les vaisseaux iliaques externes qui la séparent du bord inférieur du psoas; en avant, par l'insertion du ligament large sur la paroi pelvienne; en arrière, par les vaisseaux hypogastriques, et en bas, par le cordon de l'artère ombilicale. L'uretère contracte avec cette fossette, les rapports suivants :

Situé à 1 centim. environ en arrière de cette fossette, au niveau du détroit supérieur, il se dirige en bas et en avant, passant au-dessous d'elle après avoir croisé l'artère ombilicale. C'est donc au-dessous et légèrement en arrière de l'ovaire normalement en place, qu'il faudra chercher à palper l'uretère sur la paroi.

Lorsque par le toucher et le palper combinés, on aura senti l'ovaire, c'est au-dessous et légèrement en arrière de cet organe qu'il faudra porter le doigt, en ayant soin de laisser aller peu à peu la main qui déprime la paroi abdominale, pour éviter la cause d'erreur qui pourrait résulter des cordons contenus dans le ligament large, de la trompe en particulier, et qui sont amenés par cette main au contact du doigt qui touche.

DE L'EXPLORATION DIRECTE

· L'exploration directe comprend deux procédés. L'endoscopie vésicale et le cathétérisme des uretères.

Endoscopie vésicale. — L'endoscopie vésicale est traitée complètement dans le *Traité de chirurgie*, par M. Tuffier.

Bozzini est l'inventeur de cette méthode d'exploration vésicale. Il l'appliqua en 1805, mais malgré les tentatives de Ségalas en 1826, de Désormeaux en 1856 pour la tirer de l'oubli, elle était tombée en désuétude, et il a fallu les perfectionnement modernes des appareils électriques pour rendre pratique ce mode d'exploration. Il existe deux procédés d'endoscopie : 1° l'endoscopie à lumière externe ; 2° l'endoscopie à lumière interne (1).

Endoscopie à lumière externe. — C'est à Grünfeld que l'on doit les derniers perfectionnements apportés à cette méthode.

Elle utilise les rayons réfléchis d'une source quelconque de lumière, lampe, bec de gaz, lampe électrique, et les renvoie en un faisceau lumineux dans un long tube qu'on fait pénétrer dans la vessie (2).

(1) TUFFIER. *Traité de chirurgie*, p. 665. *Loc. cit.*
(2) TUFFIER. *Loc. cit.*

L'endoscopie à lumière externe exige donc deux appareils, un foyer lumineux réfléchi par un miroir réflecteur, et un long tube ouvert introduit dans la cavité vésicale. Dans les premiers essais, ces deux éléments se trouvaient réunis en un seul appareil incommode, l'endoscope de Désormeaux Grünfeld comprit la nécessité de les séparer l'un de l'autre et la méthode devint pratique

Le principe des différents appareils est toujours le même : un faisceau lumineux convergent réfléchi dans un tube introduit dans la vessie. Le tube s'appelle tube endoscopique.

Le faisceau lumineux peut être fourni par une lampe ou un bec de gaz et réfléchi par le miroir frontal concave laryngoscopique (Grünfeld). C'est le principe du laryngoscope.

Ou bien il peut être donné par une lampe électrique fixée au centre d'un grand miroir concave frontal (Clar) percé de deux trous pour laisser passer les rayons visuels.

Stein se sert d'un appareil composé d'un cylindre au centre duquel se trouve une lampe électrique.

Les rayons de cette lampe électrique sont condensés par une lentille plan convexe placée à l'extrémité antérieure du cylindre ; et le cylindre lui-même est fixé entre les yeux de l'observateur par un ressort qui embrasse le sommet de la tête.

Les tubes endoscopiques sont de deux sortes : ouverts à leur extrémité vésicale ou fermés par une petite glace.

L'endoscope double de Janet remplit les deux conditions. Il se compose d'un tube interne fenêtré et fermé par une glace, qui glisse exactement dans l'intérieur d'un tube externe ouvert.

Ces tubes endoscopiques sont longs de 16 centimètres pour l'homme, de 10 centimètres pour la femme et répondent aux numéros 22, 24 et 26 de la filière Charrière.

Le manuel opératoire est des plus simples. La vessie est lavée ou non, pleine ou vide. Le tube, graissé à la glycérine, est introduit dans la vessie. Il suffit alors d'envoyer le rayon lumineux dans l'intérieur du conduit endoscopique, et d'examiner la petite surface vésicale ainsi éclairée (1).

Pour l'exploration de l'uretère, qui nous intéresse particulièrement, ce procédé n'offre d'avantages réels que chez la femme. Grünfeld recommande d'incliner l'oculaire de l'instrument (l'oculaire est l'orifice externe du tube endoscopique élargi en entonnoir), de l'incliner de 30 à 35 centimètres du côté opposé à celui qu'on veut observer, en relevant un peu cet oculaire vers la symphyse pubienne, de manière à diriger l'autre extrémité vers le bas-fond vésical. Cette direction étant donnée, il faut enfoncer l'instrument jusqu'à ce qu'il dépasse de deux centimètres et demi à trois centimètres l'orifice interne de l'urèthre. L'orifice de l'uretère apparaît alors sous forme d'une petite boutonnière placée au sommet de la saillie formée par le trigone. On voit par intermittence jaillir de l'uretère un petit remous qui accompagne l'entrée de l'urine dans la vessie ; il est donc possible d'examiner les caractères de ce jet urétéral, d'observer

(1) TUFFIER. *Loc. cit.*

s'il est limpide, purulent ou sanglant, et d'en tirer les conclusions sur l'état du rein correspondant (1).

L'endoscopie par lumière externe ne peut rendre de services que chez la femme, et encore à la condition de ne pas hésiter assez souvent à recourir au procédé de Simon, à la dilatation de l'urèthre, pour faciliter l'exploration. Chez l'homme ce mode d'investigation sera le plus souvent insuffisant.

Endoscopie à lumière interne. — C'est évidemment le procédé de choix. L'endoscopie par lumière interne a pour but d'éclairer la surface interne de la vessie, à l'aide d'une petite lampe électrique portée au centre même de la cavité vésicale. L'appareil porte le nom de cystoscope. Le plus perfectionné actuellement en usage est celui de Nitze.

Ce cystoscope se compose d'une longue sonde métallique, coudée comme une sonde-béquille à son extrémité vésicale.

Cette extrémité vésicale coudée ou bec porte une petite lampe Edison destinée à éclairer une large surface de la muqueuse vésicale. A l'angle formé par le bec et le corps de la sonde, se trouve une petite fenêtre occupée par un prisme, qui reçoit l'image de la surface éclairée par la lampe et renvoie cette image à l'œil de l'observateur, grâce à une combinaison optique de trois petites lentilles plan convexes.

L'extrémité externe de la sonde s'élargit en entonnoir. Au point où cet entonnoir se joint au tube principal

____

(1) TUFFIER. *Loc. cit.*

R.					3

existe une double gorge, où se fixe une pince qui sert de prise au courant (1).

Cet appareil peut suffire à l'examen de la plus grande partie de la vessie. Seule une petite portion de la paroi postérieure de la région, qui entoure immédiatement le col vésical, échappe à cet examen. Aussi Nitze a-t-il fait construire pour combler ces lacunes deux autres cystoscopes. Le cystoscope n° 2 qui porte sa fenêtre au sommet de l'angle formé par le bec dans un point diamétralement opposé à la fenêtre du cystoscope n° 1 et le cystoscope n° 3 qui porte sa fenêtre sur la face antérieure du bec.

Voici comment il faut procéder pour arriver à voir les uretères.

La vessie du malade soigneusement lavée avec une solution d'eau boriquée ou d'eau phéniquée faible, on y introduit 150 centimètres cubes d'eau boriquée à 4 0/0 et une bulle d'air qui, surnageant, vient marquer le sommet de la vessie. Si le malade est très sensible, on peut auparavant injecter dans l'urèthre et la vessie 50 centimètres cubes d'une solution à 2 0/0 de cocaïne (Nitze). Le malade est couché sur un lit élevé, les jambes relevées dans la position des femmes au spéculum, puis on introduit le cystoscope soigneusement aseptisé et graissé à la glycérine suivant les règles ordinaires du cathétérisme (2). Pour l'examen des uretères on peut se servir du cystoscope n° 1. Mais le cystoscope n° 2 qui porte sa fente au sommet de l'angle que forme le bec

(1) Tuffier. *Loc. cit.*
(2) Tuffier. *Loc. cit.*

avec le corps de l'appareil est beaucoup plus avantageux. Si l'on se sert du cystoscope n° 1 il faut imprimer un mouvement de rotation complet à l'instrument, retourner le bec dans la vessie, de manière qu'il regarde en bas. L'extrémité externe ou pavillon du cystoscope porte un petit index qui renseigne l'opérateur sur la position qu'occupe le bec dans la vessie. Avec le cystoscope n° 2, l'instrument est introduit, le bec regardant directement en haut, et maintenu dans cette position. Il suffit d'imprimer au pavillon quelques mouvements de latéralité et de va-et-vient en avant et en arrière pour apercevoir l'orifice de chaque uretère et se rendre compte de l'état de l'urine que l'on voit sourdre en tourbillon par l'orifice de chacun d'eux.

CATHÉTÉRISME DES URETÈRES

Cette question est de date toute récente. Tuchman, en 1874, avait eu l'idée de recueillir l'urine provenant d'un seul uretère en comprimant l'autre. Hegar, à la même époque, proposa la ligature d'un uretère par le vagin dans le même but.

En 1875, Simon alla le premier faire le cathétérisme d'un uretère en se guidant sur le doigt introduit dans la vessie, après dilatation de l'urèthre.

Grünfeld essaya de se servir de son endoscope à lumière externe pour arriver à ce résultat.

En 1880, Pawlick, se guidant sur des points de repère anatomiques externes, indiqua un procédé sinon facile, au moins assez réglé pour permettre d'entrer directement dans l'uretère sans opération préalable.

Mais ce procédé très délicat n'est applicable que chez la femme. Il en est de même de la méthode de Simon, dilatation préalable de l'urèthre, et du cathétérisme pratiqué avec le secours de l'endoscope à lumière externe. Ces différents procédés ne trouvent leur application que chez la femme. Il va sans dire que les deux propositions de Tuchmann et d'Hegar, compression d'un uretère ou ligature dans le vagin, sont complètement abandonnées. Chez l'homme, il est extrêmement difficile de pratiquer le cathétérisme avec l'endoscope à lumière externe.

Chez la femme, dans certains cas, il est nécessaire de recourir à la dilatation de l'urèthre, pour faciliter l'examen vésical et pratiquer le cathétérisme avec l'endoscopie externe. Dans ces conditions, si l'on est obligé d'en arriver là, il sera beaucoup plus simple d'employer le procédé de Simon, c'est-à-dire d'introduire le doigt dans la vessie et de s'en servir pour guider le cathéter.

Chez la femme, les procédés de Simon, de Pawlick et de Grünfeld, peuvent encore trouver leur application. Aussi méritent-ils d'être conservés.

Voici en quoi ils consistent :

Procédé de Simon. — Après avoir endormi la malade, l'uretère est dilaté avec un dilatateur quelconque. On peut se servir pour cela du dilatateur utérin. Cette dilatation doit être faite lentement et avec prudence, jusqu'à ce que le doigt puisse être introduit dans la vessie. Le doigt va alors à la recherche du ligament inter-urétérique, et après l'avoir trouvé, reconnait les orifices des uretères, situés à chaque extrémité de ce ligament. On laisse alors le doigt en place, et le cathéter introduit le long de ce doigt qui sert de guide, pénètre après quelques tàtonnements dans l'orifice urétérique, ce que l'on reconnait quand on ne sent plus de résistance.

Procédé de Pawlick. — Il faut se rappeler les détails anatomiques du triangle de Lieutaud. Or, Pawlick a décrit, correspondant à ce triangle sur la paroi antérieure du vagin, un triangle qui pourrait être appelé trigono vaginal de Pawlick. Pour voir ce triangle et en constater les détails, la paroi antérieure du vagin doit être tendue ; il suffit pour cela d'introduire une valve de Simon aussi large que possible, qui déprime la paroi postérieure.

Cette tension laisse voir la constance d'un certain nombre de plis, bien étudiés par Pawlick. D'abord, à partir du méat urinaire, un bourrelet allongé d'avant en arrière, plissé transversalement, répond au trajet intra-pariétal de l'urèthre. Ce bourrelet n'est autre que le tubercule et la colonne antérieure du vagin. Il se termine au niveau de l'orifice vésical de l'urèthre.

A ce bourrelet fait suite une surface triangulaire dont la base est formée par un repli saillant transversal, un peu convexe en avant. Ce repli est légèrement postérieur au ligament inter-urétérique, mais peut être considéré comme lui répondant. Ses extrémités marquent donc extérieurement les orifices des uretères. De ces extré- mités partent deux autres replis qui constituent les côtés du triangle. Ces replis ne viennent pas jusqu'à la termi- naison de la colonne antérieure du vagin. Ils s'arrêtent à

un centimètre environ en arrière. La hauteur de ce triangle est d'à peu près trois centimètres.

La malade étant dans la position genu pectorale, ou
dorso-sacrée, la valve de Simon déprimant la paroi postérieure du vagin et tendant, par conséquent, la paroi
antérieure, la vessie est remplie de 200 centimètres cubes
de liquide aseptique. L'opérateur commence par se
rendre compte par la vue et par le toucher des détails
précédents, et par limiter exactement le triangle de
Pawlick qui répond assez bien au trigone vésical. Le
cathéter est alors poussé par le canal de l'urèthre. Après
avoir franchi l'orifice interne, il prend aussitôt contact
avec la cloison vésico-vaginale, forme une petite saillie
perceptible à la vue, et est alors dirigé suivant le repli qui
marque un des côtés du triangle de Pawlick, vers l'angle
qui forme ce repli avec la base du triangle. C'est dans
l'aire de cet angle que le cathéter doit rencontrer l'orifice
de l'uretère.

Intérieurement, dans la vessie, la saillie inter-urétérique saillante doit être également perçue par le cathéter qui chemine d'avant en arrière, et cette saillie ainsi
reconnue indique la limite qu'il ne faut pas dépasser.
Arrivé dans l'angle du trigone, la sonde doit être animée
de petits mouvements de glissement, de rotation, d'élévation et d'abaissement, jusqu'à ce qu'elle ne rencontre
plus de résistance en avant. On reconnaît qu'elle a péné-
tré à ce que les mouvements de latéralité, d'abaissement
du pavillon sont gênés de plus en plus, tandis que la sonde
avance sans résistance, et aussi à ce que l'écoulement des
urines par la sonde se fait par saccades (1).

(1) Pozzi. *Traité de gynécologie.*

On peut faire pénétrer la sonde très profondément, en la poussant avec douceur en même temps qu'on abaisse le pavillon. Au niveau du détroit supérieur, on éprouve un temps d'arrêt. En y allant doucement, on peut parvenir jusqu'au bassin ; mais il faut pour cela que le tissu cellulaire qui entoure le canal soit sain et lâche. Car l'uretère étant rendu rectiligne par le cathétérisme, il est très écarté de la paroi pelvienne, et cet écartement peut aller jusqu'à quatre centimètres et demi.

Pawlick se sert d'une sonde métallique, terminée par une extrémité boutonnée d'une longueur de 25 centim. Le bec a 1 millim. et demi de diamètre. L'œil de la sonde très allongé et à bords mousses est situé à la base du bec.

La tige est légèrement conique. Le bec et la tige forment un léger coude, c'est au niveau du coude qu'est placé l'œil de la sonde. A un centimètre et demi du pavillon existe une poignée avec un index correspondant à la courbure de l'instrument. Enfin un mandrin peut être introduit dans le canal et fermer la sonde.

Cathétérisme des uretères avec l'endoscopie à lumière externe. — Le tube endoscopique est introduit par l'urèthre, et conduit sur l'orifice urétérique d'après les règles fixées par Grünfeld. On se servira du tube endoscopique de Janet. Le tube interne étant retiré, l'orifice interne ouvert du tube endoscopique externe reste au contact de l'ouverture de l'uretère dans la vessie. Par le tube endoscopique on introduit alors le cathéter.

La sonde une fois introduite dans l'orifice de l'uretère,

le tube endoscopique est retiré, et le reste de l'opération se continue comme dans le procédé de Pawlick.

Il faut se servir d'un cathéter sans poignée, si l'on veut pouvoir enlever le tube endoscopique, et mieux d'une sonde en gomme.

Cathétérisme avec l'endoscopie à lumière interne. — Les procédés précédents ne sont praticables que chez la femme. Avec l'endoscope à lumière interne perfectionné par Nitze ou par Leiter pour le cathétérisme des uretères, il est facile de faire pénétrer une sonde dans l'uretère chez l'homme. Les perfectionnements apportés aux appareils ont rendu cette opération facile. Le cystoscope, dont on se sert est le cystoscope n° 2, qui porte sa fenêtre au sommet de l'angle que forme le bec avec le corps de l'appareil.

La paroi inférieure du cystoscope est percée dans toute sa longueur, depuis le pavillon jusqu'à la fenêtre, d'un long canal qui reçoit le cathéter et le conduit dans la vessie.

La sonde est une sonde en gomme très longue, d'un diamètre d'un millimètre environ, percée d'une ouverture latérale près de son sommet. Un mandrin très long et très flexible peut-être introduit dans le canal.

Le cystoscope n° 2 introduit dans la vessie, et l'orifice de l'uretère que l'on veut explorer étant éclairé, la sonde munie de son mandrin est poussée en avant jusqu'à la rencontre de l'orifice urétérique. L'opérateur la fait alors pénétrer, la pousse avec la plus grande douceur, s'arrêtant à la moindre résistance. Le cathéter doit se guider lui-même. On a pu pénétrer ainsi jusqu'au bassinet.

Quand la résistance est telle qu'il est impossible d'aller plus loin, on retire le mandrin, mais en même temps que d'une main on attirera le mandrin extérieurement ; de l'autre on poussera la sonde ; par cette manœuvre employée dans le cathétérisme de l'urèthre, et qui est si souvent suivie de succès, on pourra ainsi faire pénétrer la sonde un peu plus.

Dans les cas d'urétérite, il sera difficile de pénétrer profondément dans l'uretère malade. Les rétrécissements pathologiques du conduit, les adhérences créées par les lésions de péri-urétérite sont autant d'obstacles. Mais ce cathétérisme n'en est pas moins précieux, et pour se rendre compte de l'état de l'uretère du côté opposé, et pour explorer l'uretère malade.

Le mandrin une fois retiré, le liquide s'écoule par l'orifice externe de la sonde avec des caractères propres à un écoulement urétérin, et les caractères particuliers à l'état pathologique du rein ou de l'uretère.

La consistance du liquide peut être telle que l'écoulement ne puisse se faire. Mais alors on ramènera dans le bec de la sonde, du pus ou du sang, et l'on saura à quoi s'en tenir. Il faudra du reste toujours, dans ce cas, pousser une petite injection par l'orifice externe du cathéter qui pourra dégager l'œil de la sonde, d'un caillot sanguin ou des mucosités qui l'obstruaient. Ce cathétérisme des uretères, très facile et sans danger, quand il est fait avec douceur, peut rendre encore le service de permettre de faire des injections dans le canal urétérique, ou d'y pousser un liquide modificateur. Il va sans dire que l'antisepsie des instruments et de l'opérateur doit être observée avec la plus grande attention.

CHAPITRE III

Des urétérites.

On appelle urétérite l'inflammation de l'uretère. Les lésions de l'uretère sont rarement isolées. Elles sont pour ainsi dire toujours liées aux lésions du rein et du bassinet, et la plupart du temps consécutives aux affections de la vessie, de la prostate et de l'urèthre.

On peut ranger les urétérites en trois classes :

1° Les urétérites *tuberculeuses*.

2° Les urétérites des *pyélo-néphrites calculeuses*.

3° Les urétérites *infectieuses*.

1° Nous ne dirons qu'un mot des lésions de l'uretère, qui sont sous la dépendance de la tuberculose. La plupart du temps l'infection bacillaire a débuté par les organes génitaux et la vessie; l'uretère et le rein sont envahis secondairement.

Très rarement la tuberculose rénale paraît être la première manifestation de la diathèse. L'uretère est pris ensuite. Dans l'un comme dans l'autre cas, il sert de conducteur. Il remplit le rôle du canal déférent entre les vésicules séminales et le testicule, et réciproquement; aussi, de même qu'il est conseillé dans l'ablation du testicule tuberculeux, de poser la ligature aussi haut que

possible sur le canal déférent, de même en cas de néphrectomie d'un rein tuberculeux, sera-t-il toujours prudent de placer la ligature aussi bas que possible sur
l'uretère, alors même que le conduit paraîtrait sain.

Les lésions sont de deux ordres. Tantôt l'uretère est
dilaté, et il existe des ulcérations de nature tuberculeuse avec les caractères particuliers à ces ulcérations ;
tantôt, c'est une véritable infiltration de toutes les parois avec épaississement et oblitération de la lumière du
canal.

2° Les pyélonéphrites *calculeuses*, dans lesquelles le
calcul est primitif, laissent en général l'uretère indemne.
Dans la lithiase rénale, le rein peut s'infecter secondairement, et donner lieu à une pyélo-néphrite, qui reste
imitée au rein et au bassinet. L'uretère est exceptionnellement atteint.

Les pyélo-néphrites dans lesquelles le calcul est secondaire rentrent dans le cadre des pyonéphroses suppurées,
infectieuses ; les lésions de l'uretère sont par conséquent
les mêmes.

3° On a décrit une forme d'urétérite aiguë. L'uretère
peut-il s'enflammer en même temps que la vessie, et
cette urétérite, compliquant la cystite, peut-elle rester à
l'état aigu, et guérir avec la cystite. Le fait est probable,
mais cette complication de la cystite doit passer le plus
souvent inaperçu.

Elle ne se reconnaîtra guère que par une douleur peu
accentuée, occupant le flanc, le pli de l'aine, irradiant
vers le rein ou du côté du membre inférieur.

Cette sensation douloureuse permanente, plutôt qu'une

douleur vive, ne sera pas, la plupart du temps, rapportée
à sa véritable cause si l'attention n'est pas attirée de ce
côté. Le plus souvent, ce n'est que le premier stade de
l'infection ascendante, les lésions gagnent le bassinet et
le rein, ou bien s'accentuent du côté de l'uretère, et
l'urétérite passe à l'état chronique.

Dans les pyonéphroses, les lésions de l'uretère sont
tellement la règle, que les inflammations ascendantes
de l'appareil urinaire sont maintenant décrites sous le
nom d'urétéro-pyélo-néphrites,

Ces lésions sont loin d'être aussi étendues et aussi
importantes dans les pyélo-néphrites descendantes.
Quant l'infection à débuté par le rein, les germes étant
amenés par la circulation, les lésions de l'uretère restent en général limitées au tiers supérieur.

Mais les pyélo-néphrites descendantes sont excep-
tionnelles.

Dans les pyonéphroses ascendantes, de beaucoup plus
fréquentes, l'uretère est envahi par la phlegmasie, sinon
totalement, au moins dans une grande partie de son
trajet. Les lésions de l'uretère devancent, la plupart du
temps, celles du bassinet et du rein. Elles ont une importance capitale. Elles peuvent être seules en cause ainsi
que le prouvent les observations 1 et 2; enfin elles peuvent compliquer la suppuration rénale au point que la
néphrectomie ne soit pas une opération suffisante, et
qu'il faille supprimer l'uretère lui-même, ainsi que
M. Reynier a été obligé de le faire.

Macroscopiquement, ces lésions, signalées par Rayer,
bien étudiées par Hallé sont de deux sortes : l'urété-

rite avec dilatation et l'urétérite avec épaississement des parois et sans dilatation.

« Dans l'urétérite avec dilatation, le conduit est volumineux, bosselé, rappelant le volume de l'intestin grêle. La circonférence peut aller jusqu'à 10 centimètres. Son calibre est irrégulier, moniliforme, présentant des dilatations et des rétrécissements très serrés. Le tissu cellulaire de la périphérie n'est pas altéré, il glisse facilement dans son atmosphère celluleuse.

Les parois, épaissies au niveau des rétrécissements sont partout ailleurs amincies au point de devenir transparentes. L'ouverture du canal montre une muqueuse épaisse en certains points, tomenteuse, rouge; ecchymosée en d'autres, plus rarement elle est exulcérée, quelquefois parsemée de petites saillies kystiques. Les points rétrécis sont irréguliers. On y voit des plicatures de la muqueuse, laissant à peine pénétrer un stylet. Si dans ce conduit on veut faire passer un liquide on voit qu'il franchit difficilement les orifices valvulaires. Leur nombre est variable, mais leur siège de prédilection est au collet du bassinet, à son point de jonction avec l'uretère, à 7 ou 8 centimètres en avant de la vessie et à 3 ou 4 cent. de l'ouverture de la vessie. Ces replis sont formés par un épaississement de la tunique musculaire doublé d'une muqueuse qui a perdu son épithélium. Dans l'urétérite avec dilatation le canal est plus long que normalement.

L'aspect est tout autre dans l'urétérite avec dilatation. C'est un cordon épais, presque rectiligne, induré, enfoncé dans une gangue de tissu fibro-graisseux. A la coupe, on constate que l'épaisseur de ses parois est due à la péri-urétérite.

La lumière du canal n'est élargie qu'en quelques points. Elle présente des parties rétrécies, mais à leur niveau, la muqueuse est lisse, d'aspect fibreux et cicatriciel. Ces rétrécissements peuvent aller jusqu'à l'oblitération complète » (Tuffier, d'après Hallé).

Un point important paraît à retenir, le siège des rétrécissements dans l'urétérite avec dilatation, à l'union du bassinet avec l'uretère au milieu du conduit, au niveau de l'orifice urétéro-vésical.

Le rétrécissement du milieu du conduit siège un peu au-dessous du détroit supérieur.

Il peut être considéré comme répondant à peu près à la limite de séparation de l'uretère abdominal et de l'uretère pelvien. Les lésions peuvent prédominer au-dessus, au-dessous ou entre ces rétrécissements.

Au-dessus, la poche sera formée par le rein et le bassinet, au-dessous par la portion pelvienne de l'uretère, entre eux, par la portion abdominale.

Les causes des urétérites sont celles des pyélo-néphrites. Comme cause prédisposante de l'infection ascendante de l'appareil urinaire, M. Guyon a beaucoup insisté sur l'influence de l'artériosclérose, agissant d'un côté en amenant dans la prostate et la vessie des altérations qui conduisent à la rétention d'urine, et, d'autre part, en provoquant dans le rein une néphrite interstitielle que favorise au plus haut degré l'infection. M. Tuffier a signalé aussi la sclérose de l'orifice urétéral qui est rendu incapable de jouer le rôle de sphincter, défenseur de l'entrée des uretères et des portes du rein (1). L'artériosclérose

(1) Tuffier. *Loc. cit.*

no favoriserait-elle pas le développement de la forme d'urétérite avec péri-urétérite sans dilatation, et cette forme ne se rencontrerait-elle pas plutôt chez les prostatiques et chez les sujets âgés atteints déjà depuis longtemps d'une affection des voies urinaires.

La vraie cause déterminante des urétérites est la pénétration d'un agent pathogène dans les voies urinaires. Cette pénétration peut se faire directement, et en particulier chez la femme où l'urèthre est accessible aux germes du vagin. Une uréthrite blennorrhagique est quelquefois le point de départ. Mais le plus souvent c'est un cathétérisme malpropre qui est en cause. Dans certains cas, il est impossible d'invoquer aucune cause prédisposante. Mais le plus souvent, le micro-organisme trouve un milieu de culture favorable, et cette condition se trouve réalisée chez deux sortes de malades :

1° Les malades atteints d'une *vieille lésion des voies urinaires, de l'urèthre, de la prostate ou de la vessie*, lésion susceptible de provoquer, à un moment donné, une rétention complète ou incomplète d'urine. A la suite d'un cathétérisme septique, la vessie s'enflamme. La cystite s'établit et ultérieurement, l'uretère, le bassinet et le rein sont pris. Chez les prostatiques, le danger est plus grand que chez les rétrécis, et cela se comprend, puisque l'artério-sclérose, par les lésions qu'elle a déterminées dans le rein et les uretères, a mis les voies urinaires supérieures en état de réceptivité.

2° Dans une seconde catégorie de malades, les voies urinaires inférieures sont *indemnes*. Aucune prédisposition n'existe créée par l'état de l'urèthre, de la vessie ou de la prostate. Mais une maladie infectieuse, une suppuration prolongée a créé un mauvais état de défense de l'organisme. Que sous l'influence de la maladie infectieuse, il survienne de la rétention d'urine, obligeant à pratiquer le cathétérisme, et que ce cathétérisme soit malpropre, l'infection ascendante en sera la conséquence.

Chez les paraplégiques d'origine traumatique ou pathologique, le mode de propagation est le suivant : la rétention crée un milieu de culture favorable, mais le cathétérisme, en faisant pénétrer le germe, est la vraie cause de l'infection.

Enfin, dans certains cas, il n'existe aucune cause prédisposante. L'agent pathogène est seul en cause, introduit par le cathétérisme.

Les découvertes modernes ne permettent plus de discuter la nature bactérienne de ces affections. On a successivement trouvé : la torulacée de Pasteur, 1859 ; le bacille en longs filaments articulés de Miquel, en 1879 ; le micrococque de Neisser ; enfin, le bacterium coli. Les recherches de Bouchard, Clado, Albarran et Hallé, Rodet, Revaut et Achard, Reblaud, ont démontré que le bacterium coli est le plus souvent coupable.

L'infection urinaire ascendante gagne successivement l'uretère, le bassinet et le rein. Peut-elle atteindre isolément l'un ou l'autre de ces organes. Dans les néphrites suppurées, les lésions de l'uretère sont plus ou moins considérables, mais elles existent toujours. L'uretère peut, au contraire, être seul en cause, exceptionnellement, il est vrai. Deux observations, l'une de la thèse de Récamier, l'autre de la thèse de Bureau, et que nous publions entièrement, le prouvent.

OBSERVATION I. — *Néphrotomie après cathétérisme des uretères dans un but de diagnostic.* MAYO ROBSON. *Brit. med.
Journ.*, oct. 1888. *Etude sur les rapports du rein*, Th. Paris,
1889, RÉCAMIER, p. 110.

M. T..., 34 ans, entre le 18 juin 1886. Elle souffre depuis
neuf mois de pyurie avec douleur génito-crurale. Mictions pas
très fréquentes mais douloureuses. Règles régulières. A l'entrée, l'urine rendue six fois par 24 heures est alcaline, très odorante ; elle renferme un quart de pus et quelques moules grume-
leux. Légère sensibilité rénale droite.

La vessie paraît normale à l'examen, mais en examinant la
cavité pelvienne, par palpation bimanuelle, on trouve une tuméfaction assez haute du côté droit, peu douloureuse, et sans
rapports bien évidents avec la maladie.

24 juin. Urèthre dilaté ; vessie, rien d'anormal ; cathétérisme
des uretères ; sécrétion claire du côté gauche, urine purulente
et odorante du côté droit.

La vessie est soigneusement lavée, et immédiatement la néphrotomie est pratiquée ; mais on ne trouve pas de pus et le
rein a une apparence absolument saine à la vue et au toucher.
Drainage de la plaie, tube enlevé le troisième jour, sutures
enlevées le septième, la plaie était fermée.

Il était maintenant évident que le pus entrait dans l'uretère
à une place quelconque entre le rein et la vessie, et, comme
un gonflement pelvien avait été découvert avant l'opération pré-
cédente, que l'on avait pensé être, soit un abcès rétro-péritonéal,
soit un pyosalpingite, on conclut que c'était là la source du pus,
et, comme la suppuration affaiblissait la malade, on pensa à
drainer et à évacuer si possible cet abcès.

Après avoir prévenu la malade et avec l'aide de nos collègues,
j'ouvris l'abdomen sur la ligne blanche au dessous de l'ombilic,
six semaines après la première exploration. Il fut tout à fait
impossible, soit d'attirer en avant les parois de l'abcès, soit de
l'enlever, car les intestins lui adhéraient fermement, et les

parois de l'abcès restaient fixées solidement à toutes les parties voisines. On fit donc une simple ponction exploratrice.

La malade guérit rapidement et depuis ce moment commença à rendre de moins en moins de pus dans l'urine, et la santé s'améliora.

Six mois après elle avait si bien repris ses forces qu'elle vaquait aux soins du ménage.

OBSERVATION II. — *Cystite. Symptômes de pyonéphrose intermittente. Incision exploratrice et palpation directe du rein gauche, à deux reprises différentes. Néphrotomie à droite*, par M. le professeur GUYON. Thèse de BURFAU.

Une jeune femme de 20 ans, est admise dans le service de M. le professeur Guyon pour une cystite. Pas d'antécédents tuberculeux dans la famille. Antécédents personnels strumeux. Plusieurs rétentions d'urines sans cause reconnue. En mai 1887 hématurie pendant 18 jours avec mictions fréquentes, frissons, douleurs lombaires. Il persiste de la cystite.

En avril 1888, nouvelle crise hématurique qui dure 6 semaines jusqu'au moment de son entrée dans le service en juin 1888.

A son entrée, douleur urétérale gauche par la palpation abdominale.

Rein gauche douloureux à la pression bimanuelle, mais de volume normal. Pas de ballottement. Rien à droite. Pas de bacilles dans les urines. L'hématurie cesse trois jours après son arrivée.

Les mois suivants la cystite s'améliore, mais il existe de la pyurie intermittente. La douleur du rein et de l'uretère gauche est plus accusée pendant les crises de rétention. Nouvel examen du rein le 17 novembre, après chloroformisation, et pendant une période de rétention. Le résultat est négatif.

A la fin de novembre surviennent des phénomènes généraux ; troubles digestifs et légère élévation de température.

Les crises de rétention ont une durée de 48 heures, tandis

que les périodes de pyurie durent de 8 à 10 jours. La cystite est très améliorée sous l'influence des lavages vésicaux au nitrate d'argent; mais la vivacité des douleurs rénales lui fait réclamer une intervention.

Le 4 janvier 1889, M. Guyon fait une incision exploratrice. La malade est chloroformée et placée sur le côté sain, une alèze roulée sous le flanc pour faire saillir la région opératoire.

La palpation bimanuelle ne donne aucun résultat. Incision verticale à 7 centimètres des apophyses épineuses, légèrement oblique en bas et en dehors, allant de la dernière côte à la crête iliaque.

Incision de la gaine du long dorsal. La masse musculaire est réclinée en dedans. Section de l'aponévrose et le carré est récliné à son tour. M. Guyon déchire du bout des doigts l'atmosphère celluleuse. Le rein est facile à isoler, et il est palpé sur toutes ses faces. Le bassinet paraît vide et n'est pas dilaté. L'exploration directe ne fait que confirmer les données déduites de la palpation médiate.

Une intervention n'étant pas jugée nécessaire, la plaie est refermée par des sutures musculaires au catgut et des sutures superficielles au crin de Florence. Drains dans l'angle inférieur de la plaie.

Le 8. Premier pansement. Urines purulentes.

Le 10. Deuxième pansement. Urines claires.

Le 15. Réunion rapide de la plaie.

La pyurie persiste.

La malade quitte l'hôpital en février.

Quelques mois après, des symptômes de cystite aiguë reparaissent avec une nouvelle intensité, et la malade rentre à l'hôpital le 13 juin 1888. Le toucher vaginal fait constater que l'uretère gauche est toujours douloureux, et la moindre pression sur la vessie détermine les plus vives souffrances. Les urines sont peu abondantes et contiennent des fausses membranes constituées par de la fibrine et de l'épithélium vésical.

L'examen *bactériologique* fait constater la présence de

la bactérie pyogène mélangée à d'autres micro-organismes.

La température oscille entre 37° et 38°,8. État général mauvais.

Le 28 juin, seconde intervention. Incision lombaire, faite en dehors de la première, et se confondant seulement avec elle par son extrémité inférieure. Le rein occupe sa situation normale et est absolument sain. Aucune altération du côté du bassinet.

Huit jours après la plaie est complètement cicatrisée, sauf à son angle inférieur.

Le pansement est définitivement enlevé le 20 juillet.

Disparition des phénomènes douloureux, mais la cystite semble s'être aggravée.

Lavage de la vessie avec une solution de sublimé à 1 p. 1000 après chloroformisation. Bien que suivi d'injections de cocaïne, ce lavage fait souffrir atrocement la malade pendant deux jours.

Le 10 août, les urines sont limpides, peu abondantes, contenant quelques mucosités ; mais les douleurs vésicales persistent bien que la malade se trouve un peu améliorée. A la fin d'août les phénomènes persistent avec une nouvelle intensité sous l'influence de décharges purulentes qui semblent venir du rein.

Le 3 septembre, nouveau lavage vésical au sublimé qui semble amener une amélioration très réelle de la cystite.

Il existe toujours des symptômes de pyonéphrose, et l'on observe une série de périodes pendant lesquelles les urines sont alternativement claires et purulentes. Avec la suppression du pus dans les urines coïncide une augmentation des douleurs rénales et de l'élévation de la température.

Depuis la seconde intervention, les douleurs ne siègent plus à gauche, mais à droite et au point d'abouchement de l'uretère droit dans la vessie ; la pression détermine de la douleur dans un point très circonscrit.

On croit percevoir le ballottement rénal du côté droit, mais la sensation n'est pas nette.

Pendant tout le mois de septembre, la pyurie est intermittente, mais l'état vésical satisfaisant. La température oscille entre 38° et 39° pendant les accès de rétention.

M. Tuffier, suppléant M. Guyon, pense à une pyonéphrose à droite, ayant déterminé des douleurs par sympathie du côté opposé.

Troisième intervention le 2 octobre 1889. Néphrotomie lombaire. Le rein droit apparaît sain, mobile dans sa capsule. Une incision pratiquée dans le tissu rénal permet d'introduire le doigt dans le bassinet qui n'est pas dilaté et ne contient pas de calcul ni de pus. La plaie rénale est suturée au catgut, la plaie pariétale réunie plan par plan sans drainage. Réunion par première intention.

Les urines restent claires, mais la malade souffre toujours et la température reste élevée.

Actuellement le point douloureux semble plutôt urétéral que rénal, et l'on croit sentir un empâtement profond sur le trajet de l'uretère. Cet état ne se modifie pas jusqu'au 20 novembre, époque à laquelle survint une abondante débâcle de pus au moment des règles. Peu à peu la température redevient normale, et la malade quitte l'hôpital.

Ces deux observations paraissent concluantes. L'urétérite peut exister seule sans suppuration concomitante du rein et du bassinet. Remarquons que les deux malades qui font le sujet de ces observations sont des malades jeunes et des femmes, et que les deux cas sont des cas d'urétérite avec dilatation. L'uretère dilaté était rempli de pus. C'était de véritables abcès dans l'uretère.

CHAPITRE III

Symptômes et diagnostic

Trois cas sont à considérer :

1º L'urétérite, et ceci doit être considéré comme la règle, fait partie de l'ensemble des lésions inflammatoires décrites sous le nom d'urétéro-pyélo-néphrites.

2º L'urétérite existe seule, ce qui est évidemment exceptionnel, comment reconnaîtra-t-on cette suppuration isolée de l'uretère?

3º Enfin, l'urétérite compliquait la pyonéphrose. La néphrectomie a été faite. Les lésions d'urétérite persistent. A quels symptômes donneront-elles lieu?

Iº L'urétérite accompagne les lésions du bassinet et la suppuration rénale.

Les symptômes généraux sont ceux des pyélo-néphrites. Que la marche de l'affection soit lente ou rapide, il n'existe aucun symptôme caractéristique de l'urétérite. Le type rémittent de la fièvre, la température de 39 à 40º le soir avec défervescence le matin, les accès de fièvre urineuse, l'aspect de la langue, sèche, recouverte d'un enduit saburral, rouge sur les bords, caractéristique, la constipation opiniâtre, l'inappétence et la soif intense, sont autant de symptômes d'infection ascendante, dans lesquels il est impossible de fixer la part qui revient à la suppuration de l'uretère. Si, à la forme rapide succède la forme lente, les troubles dyspeptiques caractéristiques de cette forme sont des symptômes d'envahissement des voies urinaires supérieures, mais non pas de l'uretère en particulier.

La plupart des signes locaux sont également communs.

Le caractère des urines est celui des urines rénales de Guyon. Elles se séparent en deux couches, l'une formant un dépôt grisâtre nettement purulent, l'autre surnageant sous forme d'un liquide louche.

L'endoscopie vésicale fait constater l'écoulement d'un liquide purulent, en tourbillon et par saccades au niveau de l'orifice urétérique.

Le cathétérisme des uretères laisse écouler par la sonde utérine de l'urine purulente ou bien ramène, quand la consistance du pus bouche l'orifice du cathéter, du pus dans le bec de la sonde, mais aucun de ces symptômes n'est particulier à l'urétérite.

Seule, la palpation, soit à travers la paroi abdominale, soit par les cavités naturelles, peut donner des renseignements.

Toutes les fois que la palpation faite à travers la paroi abdominale, suivant la ligne correspondant au trajet de l'uretère, déterminera une sensation douloureuse, il faudra soupçonner les lésions de ce conduit. Si en même temps des conditions favorables permettent de constater une tuméfaction le long de ce trajet, ou bien un cordon bosselé, noueux, allongé, se terminant en bas au point qui a été fixé sur la paroi abdominale comme correspondant, à la terminaison de la portion abdominale de l'uretère, le diagnostic sera confirmé. Une grosse tuméfaction fera soupçonner des lésions d'urétérite avec dilatation, un cordon monoliforme des lésions d'urétérite avec péri-urétérite, épaississement des parois et sans dilatation du canal.

Par les cavités naturelles, le toucher rectal chez l'homme, vaginal et rectal chez la femme, pratiqué suivant les règles établies pourra également réveiller la douleur sur le trajet urétérin, et faire sentir entre le doigt et la paroi pelvienne, soit un cordon induré, soit une tuméfaction, ainsi qu'il a été possible de le faire à Mayo Robson (voir obs. II).

Cette tuméfaction constatée au toucher en même temps que seront reconnus les autres signes de pyonéphrose, tirés de l'examen des urines, de l'endoscopie et du cathétérisme, feront reconnaître et différencier l'urétérite des autres tuméfactions du bassin dépendant des annexes. Ces lésions compliquant la pyonéphrose seront toujours utilement recherchées, elles pourront dans certains cas de gonflement, d'urétérite dilatée, faire craindre et prévoir une opération ultérieure, après la néphrectomie.

2° L'urétérite existe seule.

Tous les signes positifs sont ceux que nous venons de décrire et obtenus par le palper abdominal, le toucher rectal et vaginal.

Les signes tirés de l'examen des urines, de l'endoscopie vésicale et du cathétérisme ne sont pas plus caractéristiques que dans le cas précédent. Quand le rein participe à l'infection, il y a augmentation de la quantité d'urine sécrétée ; peut-être ce signe n'existe-t-il pas quand l'uretère seul est en cause?

Si aux signes positifs fournis par le palper et le toucher viennent se joindre des signes négatifs d'exploration rénale, on pourra soupçonner l'inflammation suppurative de l'uretère limitée à cet organe. Quand, après avoir pratiqué l'exploration du rein par tous les moyens connus : recherche de la sensibilité, percussion, palpation manuelle et bimanuelle de Guyon, palpation néphroleptique de Glénard, on n'aura rien trouvé d'anormal, on pensera à l'urétérite simple. Si enfin on y joint l'incision exploratrices comme moyen du diagnostic, il n'y aura plus de doute possible.

3° La néphrectomie a été pratiquée. Les urines sont toujours purulentes, et il reste à la région lombaire une fistule par où s'écoule du pus. C'est dans ce cas que l'endoscopie vésicale et le cathétérisme de l'uretère deviennent d'une grande utilité pour le diagnostic.

Les urines sont encore purulentes, mais le pus peut venir de l'autre rein; avec l'endoscopie et le cathétérisme, il ne pourra plus rester de doute quand il aura été reconnu, avec le cystoscope, que l'urine s'écoule, limpide et claire, par l'orifice de l'uretère du côté du rein resté en place ; tandis que le cathétérisme fait du côté du rein enlevé, fera écouler de l'urine purulente par l'orifice externe du cathéter.

Un autre symptôme, qui est relaté dans l'observation de M. Reynier, est l'intermittence de la purulence des urines. Certains jours les urines étaient presque normales, puis tout à coup, sans raison, pendant quatre ou cinq jours, elles redevenaient purulentes. Ce symptôme, avant tout examen vésical, doit faire soupçonner l'intégrité du rein resté en place. Il n'est guère possible en effet d'admettre qu'un rein suppuré laisse écouler de l'urine purulente par intermittences aussi grandes.

La fistule lombaire purulente n'est symptomatique de la persistance de l'urétérite, que s'il s'y joint les symptômes fournis par l'examen vésical et le cathétérisme.

Cependant, en l'absence de ces derniers signes, on pourrait soupçonner la suppuration de l'uretère, si un stylet introduit par le trajet fistuleux prenait exactement la direction du trajet urétérique, en même temps que, par la palpation sur le toucher, on aurait déterminé de la douleur et constaté un gonflement sur ce trajet.

Ce diagnostic est difficile quand le pus ne se fait pas jour par l'orifice vésical de l'uretère. En effet, les fistules purulentes consécutives à la néphrectomie peuvent reconnaître pour cause une vaste collection purulente péri-néphrétique. Dans une néphrectomie, Péan trouva un vaste décollement purulent contenant plus de cinq litres d'un pus fétide. Ces énormes abcès décollent le rein sur toutes ses faces et envoient des fusées purulentes, qui suivent deux directions principales, et viennent former des clapiers dans les points où le tissu graisseux est le plus abondant, clapiers sous-costaux et sous-diaphragmatiques au-dessus du rein, clapiers iliaques au-dessous de l'organe. Ce sont ces clapiers qui peuvent entretenir une fistule purulente à la région lombaire. Pour les clapiers sous-costaux et sous diaphragmatiques, il n'y a pas d'erreur possible ; mais avec les clapiers iliaques, la dif-

ficulté sera plus grande. On devra en tout cas commen-
cer par les traiter, comme le conseille M. Guyon, par le
débridement large de la fistule en maintenant la plaie
largement béante pendant longtemps pour faciliter l'é-
vacuation des liquides et éviter la rétention du pus ; et si
l'évacuation ne s'obtenait pas, on pourrait alors penser
à l'urétérite, et songer à une autre intervention.

Un certain nombre de ces abcès iliaques ne sont-ils
pas des abcès de l'uretère siégeant dans la portion
moyenne de ce conduit, et le débridement n'aurait-il pas
été suffisant pour obtenir la guérison ?

Ces lésions d'urétérite persistantes, après la néphrectomie, sont-elles fréquentes ? Il nous a paru utile de
rechercher quelles avaient été les suites d'un grand nombre d'interventions sur le rein ; et en particulier des
néphrectomies, après lesquelles les malades ont été con-
sidérés comme guéris.

Pour beaucoup de ces malades, on voit que souvent
persistent des fistules interminables dont quelques-unes
sont manifestement des fistules urétérales. Le cas devient
presque la règle dans les lésions tuberculeuses (1).

Dans la thèse de Bureau, la néphrotomie lombaire est
la méthode de traitement par excellence, et on ne trouve
que des observations de néphrotomie, mais cette opération est suivie presque toujours de fistules intarissables.
Il est difficile, à la suite de la persistance d'une fistule
purulente, de faire la part qui revient à la poche rénale
ou à l'uretère, dans cette suppuration. Néanmoins, il est

(1) Reynier. *Communication à la Société de chirurgie*, 1893, p. 110.

permis de penser que les lésions d'urétérite jouent bien un rôle important.

La thèse de Brodeur est beaucoup plus instructive.

Toutes observations de néphrectomies pour hydronéphroses se terminent par la guérison. Il ne persiste pas de fistule purulente; ce qui s'explique, l'hydronéphrose ne renfermant aucun genre infectieux.

Il en est de même des néphrectomies faites pour kystes non suppurés du rein, mais tout autrement quand les kystes sont suppurés. Ainsi :

Observation III. — *Fistule urinaire à la suite de kyste suppuré du rein opéré*, par M. J.-W. Taylor, le 2 mars 1883. In Th. Brodeur. (Résumée.)

Néphrectomie. Guérison.
Persistance d'une fistulette au niveau de la plaie.

Si nous étudions les observations de néphrectomies pour pyélo-néphrites calculeuses ou pour pyonéphroses consécutives à des lésions primitives des voies urinaires, nous trouvons fréquemment la persistance de fistules et de douleurs sur le trajet de l'uretère.

Les pyélo-néphrites calculeuses, à calcul primitif, laissent presque toujours, avons-nous vu, l'uretère indemne ; il est donc probable que les observations ont plutôt trait à des pyélo-néphrites à calculs secondaires, c'est-à-dire à des pyélo-néphrites dans lesquelles il s'est développé secondairement des calculs.

Dans une seule observation, manifestement de lithiase rénale, nous voyons persister des douleurs.

Observation IV. — *Néphrectomie pour pyélonéphrite calculeuse suppurée du rein gauche avec anurie absolue. Néphrectomie. Guérison*, par M. Lucas-Championnière. In Th.
Brodeur. (Résumée.)

La malade sort en bon état, le 30 juin 1880, après avoir été
opérée. Cette malade est revenue souvent dans le service et
dans le courant du mois de mai en particulier, soit cinq mois
après l'opération. Elle est en bon état, mais souffre par intermittences dans la région lombaire gauche; elle a rendu de nouveau des petits calculs.

Les calculs viennent du rein resté en place. Mais les
douleurs dans la région lombaire gauche, est-ce au tissu
cicatriciel de la plaie, est-ce aux fils de soie posés sur le
hile, ou bien à des lésions d'urétérite ?

Les autres observations ont trait à des pyonéphroses
à calculs secondaires, ou infectieuses.

Observation V. — *Pyélo-néphrite calculeuse du rein droit.
Guérison*, par Mac Clellan. In Th. Brodeur. (Résumée.)

Opération : 19 août 1880. Incision lombaire.
Ligature du hile et ablation du rein.
Guérison définitive. Mais pendant longtemps fistules ingui-
nales et lombaires.

Observation VI. — *Pyélo-néphrite calculeuse du rein droit.
Néphrectomie*. In Th. Brodeur. (Résumée.)

Une fistule persiste pendant un certain temps.

Observation VII. — *Pyélo-néphrite calculeuse suppurée du
rein droit. Néphrectomie. Guérison*, par Eldel Georges.
In Th. Brodeur. (Résumée.)

La malade quitte l'hôpital avec une fistulette qui guérit plus
tard.

OBSERVATION VIII. — *Pyélo-néphrite celluleuse du rein droit avec abcès périnéphrétique. Ouverture de l'abcès. Néphrectomie. Guérison. In Th. BRODEUR. (Résumée.)*

Ablation du rein. Il ne reste plus qu'une petite fistulette cinq mois après l'opération. 2,600 gr. d'urine légèrement purulente dans les vingt-quatre heures.

OBSERVATION IX. — *Rétrécissement de l'urèthre. Uréthrotomie interne. Pyélo-néphrite suppurée avec abcès périnéphrétique. Néphrectomie. Guérison.*
Le malade conserve un drain pendant trois ans.

OBSERVATION X. — *Pyélo-néphrite suppurée du rein droit avec abcès périnéphrétique. Néphrectomie. Guérison, par* Von BERGMANN. In Th. BRODEUR. (Résumée.)

Opération faite le 10 avril 1885. Au mois d'octobre, il existe encore une fistule. Guérison complète depuis.

OBSERVATION XI. — *Pyélo-néphrite suppurée du rein gauche. Néphrectomie. Guérison, par* Von BERGMANN. In Th. BRODEUR. (Résumée.)

Opération le 7 février 1884.
Persistance d'une fistule jusqu'en décembre 1884. Guérison après élimination des fils.

OBSERVATION XII. — *Pyélo-néphrite suppurée avec dégénérescence kystique du rein droit. Néphrectomie. Guérison, par* LANGE. In Th. BRODEUR. (Résumée.)

Opération le 26 novembre 1885. Au bout de quatre semaines, la malade quitte l'hôpital, guérie complètement. Elle rend encore un peu de pus et de sang dans l'urine. De temps en temps elle ressent des douleurs violentes au-dessous de la fosse iliaque droite. Il existe une sensibilité exagérée à la pression.

OBSERVATION XIII. — *Néphrite suppurée avec abcès périnéphrétique. Néphrotomie. Néphrectomie. Guérison, par Von
BERGMANN. In Th. BRODEUR. (Résumée.)*

Une petite fistule a persisté six mois.

Les observations de pyélo-néphrites tuberculeuses
sont aussi concluantes.

OBSERVATION XIV. — *Pyélo-néphrite tuberculeuse du rein
droit. Néphrectomie. Mort, par Von RAFFA. In Th. BRODEUR.
(Résumée.)*

Opération en 1881. La malade meurt de tuberculose au bout
de quatre mois, ayant conservé une fistule au niveau de la plaie
lombaire.

OBSERVATION XV. — *Rein droit mobile, douloureux et tuberculeux. Néphrectomie. Guérison, par GILL-WYLIE. In Th.
BRODEUR. (Résumée.)*

Les douleurs n'ont pas disparu complètement après l'opération et l'urine contient toujours du pus.

OBSERVATION XVI. — *Rein droit probablement tuberculeux.
Néphrectomie. Guérison, par LANGE M. D. (de New-York).
In Th. BRODEUR. (Résumée.)*

Opération le 28 novembre 1885. Suites de l'opération heu-
reuses. Amélioration des douleurs et des urines. Quelquefois
douleurs dans la fosse iliaque droite.

Du résumé de toutes ces observations il résulte que
la guérison complète et définitive est loin d'être toujours
obtenue. Il reste tantôt des douleurs sur le trajet de
l'uretère, tantôt une fistule qui guérit après plusieurs
mois ou qui persiste toujours, tantôt enfin du pus dans

l'urine. Quelle part faut-il faire à l'urétérite ? Probablement très grande.

Aussi devra-t-on, quand il s'agira d'intervenir, se
préoccuper beaucoup plus de l'uretère ; d'autant que les
moyens d'exploration actuelle facilitent le diagnostic de
l'urétérite et que, par l'incision de la néphrectomie, il
sera toujours possible de se rendre compte de l'état de
ce conduit au moins dans sa portion abdominale.

C'est l'avis de M. Tuffier dans sa communication du
3 avril 1893 au *Congrès de Chirurgie*.

Mais pour lui les fistules rares n'existent que dans les
néphrectomies pour suppurations. Sur 12 malades opé-
rés par lui, il n'a jamais eu cette complication. Parmi
eux, il en est qui ont suppuré plusieurs mois ; mais la
suppuration s'est tarie à la longue et il n'est pas survenu
de fistules. Ces fistules, n'existant que dans les néphrectomies pour suppurations, sont quelquefois dues à l'état
de la loge péri-rénale. Cette loge, enflammée pour son
compte, ne peut plus revenir sur elle-même. Il se passe là
un phénomène analogue à ce qui se produit dans l'em-
pyème. Mais si l'on opère de bonne heure, les tissus sont
encore souples et la rétraction possible. L'uretère est
aussi souvent le point de départ et la cause de la fistule ;
mais il s'agit de l'uretère enflammé et dilaté (1). Chez un
malade atteint de pyonéphrose intermittente, auquel
M. Tuffier faisait la néphrectomie, il put éviter la fistule
en allant lier l'uretère au-dessous de la dilatation de
l'urétérite.

(1) *Semaine médicale*, Congrès de Chirurgie, 5 avril 1893.

CHAPITRE IV

Traitement.

Le traitement de l'urétérite aiguë compliquant la cystite est d'abord purement médical. Biborate de soude. Salol à l'intérieur à la dose de 2 grammes par jour, jusqu'à 4 grammes, si la tolérance de l'estomac le permet. La cystite concomitante sera traitée par les lavages à l'eau boriquée, à l'eau phéniquée simple ou au sublimé au 5000°. Le régime lacté sera prescrit, en même temps que les alcalins, les eaux minérales alcalines ou le bicarbonate de soude à haute dose. Si les lésions s'accentuaient du côté de l'uretère, on pourrait songer à pratiquer le lavage de ce conduit au moyen du cathéter, introduit avec l'aide du cystoscope. Ces injections, poussées avec douceur, seraient faites avec les liquides antiseptiques précédents, après avoir fait un lavage très consciencieux de la vessie. On pourrait même instiller dans l'uretère quelques gouttes d'une solution faible de nitrate d'argent à 1 p. 100 par exemple, d'après le principe qu'a préconisé M. Guyon, dans le traitement des cystites et des uréthrites postérieures.

La première idée de ce mode de traitement revient à Nathan Bozeman (1), qui le préconise dans tous les cas

(1) Bozeman. *Am. J. of Medical sc.*, 1888, p. 255.

d'urétéro-pyélites chroniques chez la femme. Mais pour faire des lavages suffisants, et considérant du reste que les autres procédés de cathétérisme, avec ou sans dilatation préalable de l'uretère, constituent une manœuvre trop difficile, il est obligé de créer une fistule vésico-vaginale, qui seule donne un accès assez facile de l'uretère pour pouvoir répéter fréquemment le cathétérisme.

Dans un cas de pyélite survenue comme complication d'une large fistule urinaire comprenant la vessie, l'utérus et les deux uretères, il eut l'idée de traiter l'affection du rein et de l'uretère par des lavages du bassinet fréquemment renouvelés, et obtint une guérison rapide (1).

Encouragé par ce succès, il appliqua cette nouvelle méthode à un second cas de pyélite chronique. Il créa une fistule vésico-vaginale, par l'opération à laquelle il a donné le nom de colpo-urétéro-cystotomie, puis, par l'uretère facilement accessible au cathétérisme, lava quotidiennement le bassinet avec une solution antiseptique.

Nathan Bozeman s'adressait à des urétéro-pyélites chroniques. Mais ce traitement peut être repris dans les urétérites aiguës, sans opération préalable au premier temps d'une infection ascendante, alors que les lésions limitées à l'uretère, n'atteignent encore que la muqueuse.

Avec l'appareil perfectionné de Nitze ou de Leiter pour le cathétérisme, il est facile de pratiquer le lavage de l'uretère, avec une solution antiseptique, et de pratiquer l'instillation de quelques gouttes d'un liquide modificateur. Peut-être serait il possible ainsi d'arrêter au début, l'évolution d'une urétéro-pyélo-néphrite ascendante,

(1) BUREAU. Thèse citée.

sinon chez les vieux urinaires, au moins chez les sujets jeunes, chez qui l'urétérite est la complication d'une cystite déterminé le plus souvent par un cathétérisme malpropre.

Le traitement des urétérites chroniques est presque uniquement chirurgical. Trois cas sont à considérer :

1° L'urétérite existe seule ;

2° Elle fait partie de l'urétéro-pyélo-néphrite ;

3° L'urétérite persiste après que le rein a été supprimé.

1° Quant l'exploration vésicale aura fait constater l'intégrité de l'appareil urinaire du côté opposé, et que l'incision exploratrice du rein du côté malade aura démontré l'état absolument sain de cet organe, il pourra toujours être utile de pratiquer le cathétérisme de l'uretère et d'essayer de provoquer, par l'introduction du cathéter, l'écoulement du pus, puisque nous voyons dans l'observation II, la guérison avoir été la conséquence d'une abondante débâcle de pus survenue au moment des règles.

Quant ce cathétérisme aura été pratiqué à plusieurs reprises sans résultat, il faudra intervenir.

Mayo Robson (obs. I) pratiqua la laparotomie. Mais il lui fut tout à fait impossible d'attirer en avant les parois de l'abcès, ni d'enlever la poche, car les intestins lui adhéraient fermement, et les parois de l'abcès restaient fixées solidement à toutes les parties voisines (1). Il fit une simple ponction aspiratrice, et une très grande amélioration fut obtenue. Mais le résultat fut-il définitif ?

(1) *Loc. cit.*

En tout cas, dans un cas pareil, on aura toujours à craindre que la ponction soit insuffisante et que la poche se remplisse de nouveau de pus. En outre, enlever cette poche par la voie abdominale paraît bien difficile si l'on s'en rapporte à cette observation, et, la chose serait-elle possible, qu'une opération intra-péritonéale paraît bien dangereuse, tellement la difficulté semble grande d'éviter l'infection du péritoine.

On ne peut du reste songer à enlever le trajet urétéral sur une aussi grande étendue, sans avoir préalablement pratiqué la néphrectomie. Car il serait impossible de suturer les deux bouts de l'uretère, après en avoir réséqué une aussi grande longueur.

Les expériences que M. Tuffier a pratiquées sur des chiens lui ont prouvé que toute section transversale s'accompagne d'un écartement des deux bouts, tel que leur rapprochement ne peut s'effectuer, sans une certaine tension des parties (1), à plus forte raison lorsqu'on aura réséqué une partie de l'uretère assez longue, la chose deviendra-t-elle impossible ?

Le mieux sera donc de vider le trajet par une opération extra-péritonéale. La conduite sera différente chez l'homme et chez la femme, différente aussi suivant que la poche purulente siégera sur l'uretère abdominal ou sur l'uretère pelvien.

Chez l'homme et l'abcès siégeant dans la portion abdominale de l'uretère, la meilleure incision paraît être l'incision lombaire oblique prolongée en avant pour pouvoir explorer l'uretère.

(1) Tuffier. *Loc. cit.*

Cette incision offre le double avantage de permettre l'exploration du rein et d'aborder l'uretère en un point quelconque de son trajet abdominal.

Cette incision préconisée par Israël pour le traitement des calculs du rein, est la suivante : Incision commençant sur le bord antérieur de la masse sacro-lombaire, à un travers de doigt au-dessous de la 12ᵉ côte, marchant parallèlement à celle-ci, jusqu'à son sommet, se dirigeant ensuite dans la direction du milieu du ligament de Poupart et se recourbant enfin en dedans pour se terminer sur le bord externe du muscle droit.

Cette opération est extra-péritonéale.

Il sera bon de se rappeler que l'uretère adhère plus au péritoine qu'à la paroi. Il pourrait donc être entraîné avec le péritoine qu'on décolle, et il ne faudrait pas trop le chercher appliqué directement à la paroi. La poche purulente mise à découvert par cette incision sera ouverte par une incision longitudinale aussi bas que possible, vidée, lavée, avec une solution antiseptique de sublimé au 2/000, et les deux lèvres de l'incision seront fixées à la plaie. La plaie sera alors réunie partiellement. La fistule de l'uretère ainsi créée permettra des lavages fréquents de la poche ; quand l'écoulement purulent aura cessé, on traitera la fistule en avivant les deux lèvres de la plaie, y compris les lèvres de l'incision faite à l'ure-tère, et en suturant, ou mieux, en cherchant à isoler les lèvres de l'uretère et à pratiquer la suture par le procédé indiqué par M. Tuffier, suture de l'intestin de Lembert avec de la soie fine ; on ferait ensuite la suture pariétale en ayant soin de drainer.

Cette incision est la meilleure, les symptômes d'urétérite ne pouvant jamais être assez concluants pour faire reconnaître la suppuration isolée de l'uretère sans complication rénale.

Si, par une incision exploratrice, on avait constaté l'intégrité du rein, on pourrait aborder l'uretère, par l'incision qu'a proposée M. Tuffier, pour aller à la recherche des calculs de la portion moyenne de l'uretère. « Incision de 8 centimètres passant à trois travers de doigt en dehors du bord externe du muscle droit et parallèlement à ce muscle. Section directe des muscles grand et petit obliques. Incision sur la sonde cannelée de l'aponévrose du transverse. Décollement du péritoine, qui, à ce niveau, est facilement séparable de l'aponévrose. Cheminement dans le tissu sous-péritonéal. » On créerait ensuite une fistule de l'uretère.

La suppuration est limitée à l'uretère pelvien. Peut-être pourrait-on après avoir cathétérisé le conduit, pratiquer la ponction par le rectum et vider ainsi la poche purulente, à l'exemple de Cecci, qui pour un calcul incisa le rectum et put l'extraire.

Il serait permis d'espérer un succès, étant donné le résultat obtenu par Mayo Robson, qui, par une simple ponction de la poche faite par la laparotomie, obtint une amélioration sensible.

S'il fallait créer une fistule il faudrait avoir recours à la voie inguinale ou à la voie sacrée. Le Dentu essaya de la trépanation de l'os iliaque, pour un abcès iliaque consécutif à la néphrectomie. Le malade mourut (1).

Chez la femme, en cas d'urétérite pelvienne, quand le

(1) LEDENTU. *Affections chirurgicales du rein et de l'uretère.*

cathétérisme sans opération préalable aura échoué, il semble que l'opération de Bozeman soit l'opération indiquée ; peut-être serait-elle préférable même en cas d'urétérite abdominale, si l'on connaissait l'état du rein, et si une incision exploratrice n'était pas nécessaire.

L'opération de Bozeman n'est qu'une simple colpo-cystotomie, non plus faite sur la ligne médiane, mais repoussée latéralement au niveau de l'angle du trigone, correspondant à l'uretère dont on se propose de mettre l'orifice à découvert. S'il lui donne le nom de colpo-urétéro-cystotomie, c'est que l'orifice de l'uretère étant normalement très étroit, il n'hésite pas à l'inciser au bistouri dans son trajet vésical, pour faciliter l'introduction des sondes dont le calibre permet d'obtenir un lavage suffisant (1).

L'opération de Bozeman est une opération relativement facile. Le triangle de Pawlick étant bien délimité, l'incision sera faite immédiatement en avant de l'angle qui corréspond à l'orifice de l'uretère malade. Un cathéter introduit dans l'uretère pourrait du reste être un point de repère utile. La vessie ouverte, il suffit de débrider l'orifice urétérique pour permettre l'introduction d'une sonde de plus gros calibre.

Ce procédé offre l'avantage de traiter en même temps la cystite, la vessie étant mise au repos par la colpocystotomie.

Harrisson (*Société médicale de Londres*, 7 et 21 février 1888) avait proposé un autre procédé de lavage de l'uretère et du bassinet dans les cas des calculs du rein.

____

(1) BURBAU. *Loc. cit.*

Après s'être assuré que la vessie ne contient pas de calcul, on la remplit d'eau tiède qu'on maintient sous pression au moyen de l'évacuateur employé dans la litho-palaxie. Harrisson conclut qu'on peut, dans certains cas, en maintenant la pression intra-vésicale énergique, dila-ter l'uretère et débarrasser ce conduit et le bassinet des concrétions et du pus qu'ils contiennent (1). En admettant même que ce procédé fut véritablement applicable dans les cas de lithiase rénale, on ne pourrait pas y songer dans les cas d'urétérite ascendante.

La vessie étant infectée, quel danger ne ferait-on pas courir au malade, si l'un des uretères était encore indemne. Du reste, les observations de Harrisson ne sont nullement concluantes.

2° Tout l'appareil urinaire ascendant est envahi, et l'urétérite complique la pyonéphrose ; mais les lésions d'urétérite sont limitées à la paroi abdominale ou sont prédominantes dans cette portion du trajet de l'uretère.

La néphrotomie par la voie lombaire est, pour M. Guyon, la méthode de choix dans le traitement des pyélo-néphrites. Malheureusement, à la suite de cette intervention, la suppuration persiste dans la presque moitié des cas : 46,5 pour cent, et dans la majorité des cas, si l'on ne tient compte que des pyélites ascendantes : 57,1 pour 100. Quelle est la cause de ces fistules ? l'opé-ration tardive (Tuffier) ; souvent les lésions d'urétérite. En tout cas, le seul mode de traitement de ces fistules persistantes est la néphrectomie secondaire.

Dans les cas où la suppuration de l'appareil rénal est

(1) BUREAU. *Loc. cit.*

telle que le rein et le bassinet sont transformés en une vaste collection purulente, il faut avoir recours d'emblée à la néphrectomie.

Mais la néphrectomie, en supprimant le rein suppuré, ne supprime pas les lésions de l'uretère. Il est vrai que souvent ces lésions s'amendent et disparaissent avec l'ablation des reins. Il n'en est pas toujours ainsi. L'observation si concluante de M. Reynier est là pour le prouver. Les observations des néphrectomies recueillies dans la thèse de Brodeur, nous ont montré que fréquemment il persistait une fistule pendant un temps plus ou moins long, que les malades continuaient à ressentir des douleurs sur le trajet de l'uretère, et en particulier dans la région lombaire et dans la fosse iliaque. Aussi sera-t-il toujours utile d'enlever, en même temps que le rein l'uretère atteint d'urétérite, aussi bas que possible, surtout dans les cas d'urétérite avec dilatation. Ce ne sera pas une grosse complication opératoire, et l'on aura une plus grande chance de succès définitif. En cas de pyélonéphrites tuberculeuses, alors même que les lésions semblent limitées au rein, ce sera encore de la prudence que de supprimer la plus grande partie de l'uretère.

M. Tuffier put éviter la fistule en liant l'uretère au-dessous de la dilatation dans un cas de pyonéphrose (1).

Quelle sera la meilleure voie pour pratiquer l'ablation du rein en même temps que de la portion abdominale de l'uretère ? la voie abdominale ou la voie lombaire.

La voie abdominale offrirait bien l'avantage de per-

(1) Communication au Congrès de chirurgie, 1893.

mettre l'ablation de tout l'uretère malade en un seul temps. Mais la néphrectomie pratiquée par cette voie a toujours été plus dangereuse : 47,3 pour 100 de mortalité, au lieu de 34,4 pour 100 par la voie lombaire. Le danger d'infection du péritoine est considérable. La rupture de l'uretère avec dilatation et amincissement des parois est à craindre. Enfin, l'isolement de la poche purulente serait très difficile; puisque Mayo Robson a échoué dans un cas d'urétérite simple. En tout cas, si cette voie était choisie, il faudrait fixer la partie non enlevée à la plaie abdominale, suivant la méthode de Thornton, et pratiquer la suture du péritoine périrénal et péri-urétérique au péritoine de l'incision pariétale pour isoler le foyer suivant la méthode de Terrier. Barwell et Rushton Parker recommandent le drainage lombaire à travers une boutonnière faite en dehors de la masse sacro-lombaire. Ce drainage serait indiqué immédiatement si le pus s'était écoulé dans le péritoine, et devrait être pratiqué aussitôt à la moindre menace d'infection par l'incision lombaire de Simon à huit centimètres de la ligne épineuse en dehors de la masse sacro-lombaire.

La voie lombaire paraît de beaucoup préférable. C'est du reste celle actuellement adoptée par la majorité des chirurgiens dans la néphrectomie.

On a décrit un grand nombre d'incisions pour atteindre le rein par la voie lombaire, qu'on peut diviser en incisions simples et en incisions combinées. Chacune de ces incisions peut trouver son application suivant les cas.

Dans les pyélo-néphrites, les incisions simples sont en général très suffisantes. Elles peuvent se ramener à deux : l'incision verticale de Simon, et l'incision oblique de Morris et Le Dentu.

La première incision faite à 8 centim. de la ligne épineuse en dehors de la masse sacro-lombaire, soit en ouvrant la loge musculaire, comme le pratique Simon, soit en restant en dehors de la loge musculaire n'est pas suffisante pour enlever toute la portion abdominale de l'uretère, même en prolongeant l'incision sur les fausses côtes et sur l'os iliaque comme le conseillent Péan et Ollier. Péan est allé jusqu'à faire une incision de 46 cent. pour se donner du jour. Mais quelle que soit la longueur de cette incision, il ne sera jamais facile d'enlever la portion abdominale de l'uretère jusqu'au détroit supérieur.

Aussi l'incision oblique de Morris et Le Dentu est bien supérieure, prolongée ainsi que l'a indiqué Israël (voir plus haut le tracé de l'incision). C'est à peu près celle qu'a préconisée M. Tuffier au Congrès de chirurgie de 1893.

Cette incision, qu'on prolonge à volonté suivant le trajet indiqué, permet de mettre à nu le rein, toute la portion abdominale de l'uretère et même quelques centimètres de l'uretère pelvien. M. Tuffier prétend même qu'on peut enlever tout l'uretère par cette incision.

Or, un des sièges les plus fréquents des rétrécissements dans les cas d'urétérite avec dilatation, est un peu au-dessous du point de pénétration de l'uretère dans la cavité pelvienne, à 7 ou 8 centim. de l'orifice vésical. On pourra donc, par cette voie, enlever le rein et l'uretère au moins jusqu'à ce niveau, et obtenir un succès définitif, quand les lésions seront limitées à cette portion, ou prédominantes dans l'uretère abdominal, et peu accentuées dans l'uretère pelvien, ainsi que cela est arrivé à M. Tuffier dans un cas de pyonéphrose intermittente avec dilatation de l'uretère. Il enleva la poche urétérale et obtint un plein succès.

Après avoir procédé comme dans la néphrectomie, le rein, ou plutôt la poche purulente qui le remplace étant mis à nu, cette poche, ponctionnée d'abord, sera décortiquée jusqu'au point de pénétration des vaisseaux du hile, et la ligature posée sur ces vaisseaux au delà du bassinet, qui fait partie de la poche purulente, et contribue à en former la paroi. La décortication sera de préférence sous-capsulaire comme l'a indiqué Ollier. Cette décortication sera poursuivie ensuite sur l'uretère, et poussée aussi bas que possible, selon l'état de cet organe, l'incision de la paroi étant prolongée en même temps selon les besoins. Ce temps de l'opération, par crainte des adhérences que la poche purulente aurait contractée avec les organes voisins, sera fait avec prudence au moyen des doigts ou d'instruments mousses. On pourrait placer une ligature sur l'uretère, enlever d'abord le rein et le bassinet, et dans un second temps, après s'être ainsi donné du jour, procéder à l'énucléation de l'uretère. Si nous nous reportons à l'observation de M. Reynier, nous voyons que cette décortication fut assez facile, puisque, après avoir disséqué, sur un trajet de cinq à six centimètres, la gangue fibreuse résultant du tissu cicatriciel de la première intervention pour néphrectomie, il put facilement attirer hors de la plaie, 15 centim. de l'uretère rempli de pus.

Les lésions de péri-urétérite sont moindres ou nulles dans l'urétérite avec dilatation. La décortication doit donc être facile. Dans l'urétérite sans dilatation, les lésions de péri-urétérite jouent un rôle beaucoup plus important ; mais le volume de l'uretère est bien moins considérable, et cet organe reste par conséquent distant des organes voisins dangereux et en particulier de l'aorte et de la veine cave. L'urétérite sans dilatation est beaucoup moins à redouter comme complication ultérieure, après la néphrectomie.

La ligature sera posée très bas ; le moignon cautérisé avec une solution de chlorure de zinc au 1/10, ou mieux au fer rouge, et fixé à la partie la plus déclive de la plaie pariétale. Après avoir drainé, des points de suture seront placés aux extrémités de l'incision, en plus ou moins grand nombre suivant sa longueur. La partie non réunie sera bourrée de gaz iodoformée. Le reste du pansement sera fait avec toutes les précautions antiseptiques ordinaires. On renouvellera le pansement tous les jours pendant les premiers temps. Des lavages au sublimé au 2/000 seront pratiqués largement par les drains, qui doivent être changés chaque fois. S'il survenait de la suppuration, il pourra être utile d'enlever un ou deux points de suture. Enfin il ne faudrait pas hésiter à débrider largement si la suppuration semblait augmenter et à bourrer toute la cavité de gaz iodoformée. Si cette suppuration est le résultat d'une infection de la plaie par une faute d'antisepsie, ou qu'elle ait été déterminée par l'écoulement de pus de la cavité purulente, elle sera tarie au bout de quelques temps par ce traitement. Mais si elle est la conséquence de la persistance d'un foyer purulent siégeant dans l'uretère pelvien resté en place, les chances de guérison définitive seront moindres, et si, après un certain temps de traitement approprié, la fistule purulente dure toujours, et s'il s'y joint les autres symptômes d'urétérite, il faudra alors enlever cette portion d'uretère resté en place pour une seconde opération, l'urétérectomie.

CHAPITRE V

De l'urétérectomie.

Nous venons de voir comment, par l'incision d'Israël, il est possible d'enlever toute la portion abdominale de l'uretère. Cette opération n'est qu'accessoire de la néphrectomie, et ne permet de pratiquer l'ablation que d'une portion limitée de l'uretère. Aussi doit-on réserver le nom d'urétérectomie à l'opération qui donne la possibilité d'enlever l'uretère dans sa totalité, et en particulier la portion pelvienne.

Par la laparotomie et la néphrectomie transpéritonéale, on peut enlever l'uretère dans toute sa longueur, mais quel danger d'infection péritonéale ne fait-on pas courir au malade en cherchant à extirper par cette voie un foyer purulent en pleine activité. Il n'en est pas ici comme pour les salpingites suppurées, dont le foyer est enkysté depuis longtemps et dont le pus est devenu beaucoup moins virulent. Les caractères de la fièvre dans toutes les infections ascendantes des voies urinaires sont là pour prouver combien la virulence est grande. Aussi est-il préférable de faire une opération extra-péritonéale.

Après avoir enlevé le rein, et aussi la plus grande partie possible de l'uretère, par la néphrectomie, il faut aller chercher ce qui reste du conduit, si la suppuration persiste, et pour cela, opérer en dehors du péritoine.

Cette opération a été faite pour la première fois par M. Reynier. Avant lui, en dehors des fistules de cet organe, on n'a essayé de l'aborder que pour des calculs s'arrêtant et oblitérant son canal. Le plus qu'on fit, fut de pratiquer l'urétérotomie, ou incision longitudinale de l'uretère. Nous rappelons ici les noms des auteurs qui firent les premières tentatives d'urétérectomies, pour montrer les voies par lesquelles on a cherché à aborder l'uretère.

En 1882, Thelem, le premier, au troisième jour d'une anurie complète, pratiqua une incision lombaire qui mit à découvert la partie initiale de l'uretère. Il refoule le calcul dans le bassinet qui fut ouvert, et le calcul fut extrait par cette ouverture. Il ne fit donc que mettre l'uretère à découvert sous l'incision.

Un grand nombre de chirurgiens ont renouvelé depuis cette tentative, et refoulé le calcul dans le bassinet ou incisé l'uretère sur le calcul. Clément Lucas, Mollière de Lyon, Reliquet, Bardenheuer, Lange, Parker, Godlee, Israël, Lucas-Championnière, 1888, Kirkhan, ont successivement suivi cette voie pour aller à la recherche d'un calcul ; et tantôt refoulèrent le calcul dans le bassinet pour l'extraire par la pyélotomie, tantôt firent l'urétérotomie. Dans certains cas même, le calcul n'ayant pas été découvert, la création d'une fistule lombaire fut le seul traitement appliqué.

En 1885, Cullingworth, pour extraire un calcul de la

partie moyenne de l'uretère, ouvrit la cavité péritonéale, puis un foyer purulent dépendant de l'uretère et contenant le calcul. Il vida et referma l'uretère, après extraction de ce calcul. Le malade mourut huit jours après.

Le 5 septembre 1887, Cecci, sur un homme, dans un cas de calcul qui siégeait dans la portion pelvienne de l'uretère, et qu'il put sentir par le toucher rectal, incisa l'uretère par le rectum et fit avec succès l'extraction du calcul.

Dans deux cas cités par Tuffier dans le *Traité de chirurgie*, on fit la taille vésicale, et on put extraire un calcul dans la portion intra-vésicale de l'uretère. Morris, en 1880, chez la femme, avait fait une tentative analogue. Il incisa l'uretère, mais ne put extraire le calcul.

Enfin, Twynam, en 1889, pour enlever un calcul de la portion moyenne, fit l'incision sur la ligne de ligature de l'iliaque primitive, et pratiqua avec succès l'urétérotomie et l'extraction du calcul, après avoir décollé le péritoine de la fosse iliaque. Quoique faite pour un calcul de la portion moyenne de l'uretère, cette opération est intéressante ; car elle est venue démontrer que, contrairement à l'opinion émise par Morris en 1884, la portion de l'uretère intermédiaire au détroit supérieur et à la vessie est accessible au chirurgien.

Toutes ces opérations n'ont rien de comparable avec celle qu'a fait M. Reynier. Dans ces cas, ce n'est pas l'uretère qu'on cherche, mais le corps étranger, c'est lui qui guide, et on se contente de l'extraire.

Le plus grand nombre s'adressent à des calculs du bassinet et de l'uretère abdominal.

R.   6

Quatre seulement eurent pour but l'extraction d'un calcul de la portion pelvienne. Dans deux cas, la taille hypogastrique fut le premier temps de l'opération. Dans le cas de Cecci, le calcul fut extrait par la voie rectale. Enfin, dans un dernier cas, ce fut par la laparotomie. Il ne peut être question d'enlever l'uretère par la voie rectale, encore moins par la taille. Quant à la laparotomie, c'est une voie possible, mais combien dangereuse.

Le seul cas de Twynam, quoique s'adressant à un calcul de la portion moyenne est à retenir, puisque, par la voie qu'il a choisie, il est possible d'arriver sur l'uretère pelvien.

L'incision est celle de la ligature de l'iliaque primitive, telle qu'elle est décrite dans le manuel opératoire de Farabœuf, commençant à 3 centimètres en dehors de l'épine du pubis, au-dessus et près de l'arcade fémorale, longue de 12 centimètres environ, parallèle à l'arcade dans son premier tiers, se recourbant ensuite en arc de cercle, tiers moyen, pour remonter enfin perpendiculaire. ment à l'arcade (dernier tiers) vers un point situé à 3 cen·timètres en dehors de l'ombilic.

Après avoir incisé la paroi, en suivant point par point le manuel de Farabœuf, le doigt décolle le péritoine de la fosse iliaque, en rasant la face antérieure de l'artère iliaque externe. L'ongle, au contact même de la gaine vasculaire, détache et refoule avec le péritoine tout le tissu cellulaire, y compris les vaisseaux génitaux et plus profondément l'uretère. Le doigt croise donc l'uretère en se servant de l'artère iliaque externe pour guide.

On voit qu'en dehors du danger qui résulte d'une opération faite au contact d'un vaisseau aussi important, la difficulté serait grande en cas d'urétérite suppurée. On n'aurait pas, comme dans le cas de Twynam, le calcul pour se guider. De plus, cette voie ne donne pas un jour suffisant pour se rapprocher de la vessie et faire porter la ligature sur la terminaison de l'uretère pelvien.

On pourrait également se servir de l'incision de l'artère iliaque externe. Il n'y a pas de raison pour adopter plutôt l'incision de l'artère iliaque primitive. Mais les mêmes objections doivent être faites.

M. Reynier fit une première tentative par la voie périnéale. Il résolut d'aborder la face postérieure de la vessie par l'incision préconisée par Roux, pour l'ablation des vésicules séminales.

Au moyen d'une incision de 10 centimètres à 2 centimètres de la ligne médiane, analogue à la section pararectale de Wölfler, atteignant en arrière le niveau du coccyx, il put arriver par cette voie sur les côtés du rectum et sur la prostate, sentir très facilement les vésicules séminales et au-dessus le bas-fond de la vessie ; mais il lui fut impossible de découvrir l'uretère, ni de le sentir, au milieu des tissus graisseux qui l'entouraient, et fut obligé d'abandonner. Il lui avait été impossible d'introduire un cathéter dans l'uretère, qui aurait pu lui servir de guide. L'uretère, de la grosseur de l'intestin fuyant sous le doigt, était très difficile à différencier des anses d'intestin grêle qui venaient au contact du doigt.

C'est après cette tentative qu'il résolut d'adopter la voie inguinale, qu'il avait reconnue la meilleure par des recherches cadavériques, et qu'il obtint un plein succès.

Toutes les précautions antiseptiques étant prises, après avoir fixé sur la paroi abdominale le point de rencontre de deux lignes, l'une bi-iliaque transversale, passant par les deux épines iliaques antéro-supérieures, l'autre, verticale, passant par l'épine pubienne, et avoir ainsi marqué le point où l'uretère pénètre dans la cavité pelvienne, une certaine quantité d'eau boriquée est injectée dans la vessie, et le ballon de Petersen est introduit dans le rectum et gonflé comme pour la taille sus-pubienne.

Une incision de 12 centimètres environ sera faite parallèlement à l'arcade crurale, à peu près analogue à l'incision de ligature de l'iliaque externe, mais commençant plus en dedans, à 1 centimètre de l'épine pubienne et sur un plan plus élevé à 2 centimètres au-dessus de l'arcade crurale dans son premier tiers. Le point de départ de cette incision doit être l'orifice externe de l'anneau inguinal. Dans ses deux tiers externes, elle est la même que celle de l'iliaque externe, s'éloignant dans son dernier tiers de 20 millim. de l'arcade, prête à se continuer au besoin vers l'épigastre (1). La peau est incisée suivant le trajet indiqué, ainsi que le tissu cellulaire sous-cutané. Les vaisseaux sous-cutanés abdominaux sont coupés et liés.

Cette incision met à nu l'orifice externe du canal inguinal dans son tiers interne, et l'aponévrose du grand oblique dans ses deux tiers externes.

Une sonde cannelée est alors introduite par l'orifice externe du canal inguinal, et le canal incisé, sur sa paroi antérieure, sur la sonde cannelée. En dehors, l'aponévrose du grand oblique est sectionnée dans le prolonge-

(1) FARABEUF. *Loc. cit.*

ment de l'incision du canal et parallèlement à la section cutanée. Avec un instrument mousse, le muscle petit oblique et le transverse sont détachés de l'arcade crurale, mais il faut s'aider du bistouri, dans la partie externe. Il n'est pas nécessaire de désinsérer tout de suite aussi loin que dans la ligature de l'iliaque externe. L'opérateur fait alors saisir la lèvre supérieure de l'incision, isole le canal déférent, et le fait tenir par l'écarteur qui soulève la lèvre supérieure de la plaie, et le péritoine. Après quoi, le doigt enfoncé dans la plaie déchire le fascia transversalis et procède au décollement du péritoine, comme pour la ligature de l'artère iliaque.

Il se sert du canal déférent pour guide, et, arrivé au point où ce canal croise les vaisseaux iliaques, en dedans de ces vaisseaux, il se porte en arrière suivant le détroit supérieur et parallèlement aux vaisseaux, jusqu'à la rencontre de l'uretère qui croise, lui aussi, les vaisseaux iliaques un peu au-dessus du canal déférent.

On peut encore continuer à suivre le canal déférent dans le petit bassin jusqu'à la base de la vésicule séminale, là où les deux conduits se rencontrent.

L'uretère est accolé au péritoine et peut être soulevé avec lui par l'écarteur ; c'est là un écueil qu'il faut connaître pour l'éviter. Il ne faut donc pas enfoncer trop profondément l'écarteur, et au besoin le retirer quand le décollement du péritoine est suffisant, et faire alors écarter les lèvres de la plaie par les mains des aides. L'uretère soulevé avec la séreuse retombera avec elle et deviendra visible au fond de l'incision. Ce canal est alors isolé du tissu graisseux qui l'entoure et mis à nu jusqu'au point où il pénètre dans la paroi vésicale. Cette décortication devra être en général facile, car l'urétérectomie ne trouvera guère son application que dans les urétérites avec dilatation, et dans ces cas les lésions de péri-urétérite sont pour ainsi dire insignifiantes, et l'isolement de l'uretère facile (Hallé).

L'uretère isolé est mis à nu jusqu'à son entrée dans la paroi vésicale, est attiré extérieurement et une ligature placée au ras de la vessie. Pour faciliter l'accolement des parois de la portion intra-vésicale, avant de placer la ligature, il faudra prendre la précaution d'aviver la muqueuse en la grattant avec une curette. Enfin il sera prudent, à l'exemple de M. Reynier, d'attirer au dehors, en faisant des tractions sur la vessie, les fils placés sur le bout de l'uretère sectionné, et de les fixer à la partie interne de l'incision. Au cas où les parois intra-vésicales de l'uretère ne seraient pas accolées, on se mettrait ainsi en garde contre un reflux de l'urine, qui ne pourrait déterminer alors qu'une fistule urinaire facile à fermer.

Un drain est placé qui plonge dans le petit bassin, et le trajet inguinal est reconstitué avec un double rang de fils de soie comme dans la cure radicale des hernies inguinales.

Cette opération, exécutée point par point par M. Reynier, lui donna un succès complet. Il y eut bien une suppuration assez abondante, mais la plaie se ferma rapidement, quand les fils furent éliminés, et, deux mois après, le malade sortait guéri.

Cette voie opératoire offre l'avantage de se servir d'un point de repère sûr, qui est le canal déférent; de permettre de se rapprocher plus de la vessie, et de plonger plus facilement dans le petit bassin ; de faciliter ainsi l'isolement de l'uretère pelvien. Enfin, tout en se guidant aussi sur les vaisseaux iliaques, il est plus facile qu'avec l'incision de l'iliaque primitive de se porter en dedans d'eux et de s'en éloigner.

Par cette voie, il est possible d'enlever tout l'uretère. Si donc les lésions d'urétérite avaient été diagnostiquées généralisées à tout le canal, il serait possible, après la néphrectomie, d'enlever tout le conduit par la voie inguinale.

Quant au danger résultant du voisinage de l'artère épigastrique, il n'est pas à redouter comme dans le débridement de la hernie inguinale étranglée ; l'opération étant faite à ciel ouvert, il sera toujours facile de pincer et de lier cette artère. Il est, du reste, possible de l'éviter en incisant plutôt la paroi antérieure du canal inguinal que le bord supérieur.

Pour ce qui est à craindre de l'éventration consécutive, il faudra, pendant quelque temps, faire porter au malade une ceinture hypogastrique, construite en vue de parer à cet accident. Le malade qui subit cette opération, ne présentait pas à sa sortie la moindre trace d'impulsion du côté de la plaie.

Les dangers de l'éventration seront d'autant moins à redouter, qu'on aura eu le soin de pratiquer la double suture du canal inguinal avec des fils de soie, suivant le procédé de M. Reynier.

Des recherches sur le cadavre auxquelles nous nous sommes livrés, il résulte qu'il est possible d'aborder l'uretère par la voie sacrée, par l'incision de Kraske, parallèle au bord latéral du sacrum, partant de l'épine iliaque postérieure et inférieure, et se terminant en con·tournant la pointe du coccyx, avec résection du coccyx et de la dernière vertèbre sacrée. Cette voie, qui créerait de plus grands délabrements, pourrait quelquefois être utile pour créer une fistule sacrée en cas de suppuration intarissable de l'uretère pelvien chez l'homme, sans complication rénale. La fistule occuperait ainsi un point plus déclive, que par l'incision inguinale.

Chez la femme, après avoir enlevé, avec la néphrectomie, la plus grande longueur possible de l'uretère malade, il sera toujours plus facile de traiter la portion d'uretère laissée en place, qui donnerait lieu à des accidents. Le cathétérisme de l'uretère pouvant être plus facilement renouvelé, les lavages pourront être plus fréquents.

Il sera possible de créer une fistule urétéro-vaginale par laquelle les lavages seront faits abondamment. Il est probable que l'urétérite ne résisterait pas à ce traite·ment.

OBSERVATION XVII. — *Néphrectomie et urétérectomie totale pour urétérite et pyo-néphrose d'origine probablement typhique.* M. le Dr REYNIER.

François Auguste, 20 ans, sculpteur sur bois.

Entré dans le service de M. Reynier, à l'hôpital Tenon, le 20 avril 1892, envoyé par le Dr Oulmont, dans le service duquel il avait été reçu quelques jours auparavant. Enfant de père et mère bien portants, n'ayant jamais été malade, il était entré dans l'infanterie de marine le 31 juillet 1891.

Le 6 février 1891, six jours après son incorporation, il s'alitait atteint de la fièvre typhoïde qui sévissait alors, à Brest, sur l'infanterie de marine. Fièvre typhoïde grave durant trois mois avec rechute.

Pendant la fièvre il fut atteint de paraplégie des membres inférieurs, qui fut guérie par l'électricité.

Au mois de juin, il quittait l'hôpital guéri, et revenait à son corps. Deux mois après avoir repris son service (août 1891), il était pris de maux de reins violents du côté droit, douleurs qui étaient survenues, dit-il, à la suite d'une chute qu'il fit en faisant le saut des pistes.

A partir de ce moment, il fut pris d'accès de fièvre, qui surviennent irrégulièrement. Il eut alors quelques grands frissons.

Il entra de nouveau à l'hôpital de Brest, où on constata pendant huit jours de l'albumine dans les urines, puis du pus.

En septembre 1891, il aurait eu un peu de prostatite. Mais il n'a jamais eu de blennorrhagie, ni d'écoulement suspect.

A partir de cette époque, mois de septembre 1891, le malade continue à uriner du pus en grande quantité, sans polyurie notable (un litre et demi d'urine par jour). Cette pyurie n'était pas constante à chaque émission. A certains moments les urines étaient claires.

De plus le malade prétend que toute miction était douloureuse. La douleur survenait au moment où il éprouvait le besoin d'uriner, puis pendant la miction et durait cinq minutes après. Il n'a jamais toutefois uriné du sang, et n'a jamais eu d'écoulement de pus par le méat en dehors de la miction.

Tous les mois il avait pendant cinq six jours des accès fébriles, la température montant entre 38° et 40°, avec douleurs dans le flanc droit, douleurs spontanées, mais s'exaspérant par la pression.

Au mois de février 1892, il est réformé, quitte l'hôpital de Brest, revient à Paris et au mois d'avril entre à l'hôpital Tenon.

A son entrée à l'hôpital, l'état général est bon, le malade a de l'appétit, pas d'amaigrissement.

R.   6.

Il est très nerveux, très impressionnable et par suite très difficile à examiner. Dès qu'on palpe le flanc droit, les muscles abdominaux se contractent, et le malade se débat de telle façon que l'exploration est rendue bien incertaine.

Cependant on peut constater une certaine voussure du flanc droit, une résistance profonde et un effacement de l'échancrure costo-iliaque.

C'est sur ces symptômes, auxquels s'ajoutaient les douleurs, les commémoratifs et l'écoulement du pus intermittent, que M. Reynier crut pouvoir porter le diagnostic de pyonéphrose très probablement unilatérale. Du côté gauche on sentait le rein en place non douloureux, et autant la palpation était difficile à droite, autant elle était facile de ce côté.

Le nervosisme du malade était si grand que, dans un autre hôpital ou il s'était présenté, on n'avait cru qu'à une douleur hystérique.

Il était en effet hystérique, car il avait eu des crises de nerfs, il avait de l'anesthésie pharyngienne, mais sa sensibilité cutanée était normale, et il n'avait pas de rétrécissement du champ visuel, ni de dyschromatopsie.

Aussi tout en pensant à une pyonéphrose, pour assurer le diagnostic, on proposa au malade de l'endormir, en l'avertissant, que, si, sous le sommeil chloroformique, le diagnostic se confirmait, on interviendrait immédiatement.

Le 27 avril 1892, après l'avoir endormi, on constata une tuméfaction générale de la région, avec ballottement bien sensible. Toutefois les limites du rein droit étaient impossibles à fixer très exactement.

Le diagnostic confirmé par l'examen chloroformique, on fit une incision à huit centimètres de la ligne épineuse en dehors et parallèle à la masse sacro-lombaire, incision partant de la onzième côte et aboutissant à la crête iliaque. Par cette incision on arriva sur l'atmosphère graisseuse du rein. Mais là se présenta une difficulté inattendue. Il était impossible de sentir le rein ou la tumeur, qu'on percevait beaucoup mieux par la palpation abdominale avant l'incision. Par le palper on avait la sensation d'une surface molle dépressible comme le péritoine.

En faisant la recherche du rein le péritoine fut ouvert ; cette ouverture fut immédiatement fermée par un surjet au catgut.

Ayant peur d'ouvrir l'intestin, M. Reynier se décide alors avec un trocart fin à ponctionner cette masse dépressible, et il retire du pus.

Décortiquant avec soin, il arrive à séparer un véritable kyste purulent, limité en dedans par un peu de tissu rénal, et auquel viennent aboutir les vaisseaux rénaux, sur lesquels est jetée une ligature au fil de soie.

Il peut alors facilement finir cette énucléation, et se rendre compte des difficultés qu'il avait éprouvées pour reconnaître ce qu'il voulait enlever. On se trouvait en présence d'une pyonéphrose ayant transformé le rein en un kyste purulent cloisonné, à parois très minces communiquant en bas avec le bassinet très distendu et l'uretère de la grosseur de l'intestin.

La difficulté éprouvée pour reconnaître cette tumeur, était due à ce que le contenu ne distendait pas les parois de la poche qui fuyaient sous le doigt qui la palpait.

Le kyste rénal étant complètement isolé des vaisseaux rénaux fut séparé de l'uretère en posant une ligature à la soie sur celui-ci disséqué aussi bas que possible.

L'uretère, ainsi lié, fut fixé à la partie inférieure de la plaie, et la cavité due à l'ablation du rein, drainée avec de la gaze salolée. Le tout fut refermé au moyen de sutures superficielles et profondes.

Les suites immédiates de l'opération furent très simples.

Immédiatement après l'opération les urines devinrent claires, mais ce ne fut que pendant deux jours. Dans la première journée le malade urina 1,600 gr. Il n'eut pas de fièvre, mais se plaignit de douleurs abdominales très vives ; ballonnement du ventre, et quelques vomissements bilieux chloroformiques.

Tous les accidents furent mis sur le compte d'une parésie

intestinale, et cédèrent le troisième jour à une purgation qu'on lui donna.

Le 5 mai, cinq jours après son opération, le pansement est levé.

Il n'y a pas trace de suppuration.

Le malade ne souffre plus. On retire le drain de gaze salolée. Il s'écoule un peu de sérosité sanguinolente.

Les urines sont de nouveau purulentes et laissent déposer à la partie inférieure du vase une couche de pus moins forte toutefois qu'avant l'opération.

L'état général est très bon.

9 mai. Deuxième pansement. Pas de suppuration.

Le 15. Les fils de soie qui liaient les vaisseaux sont tombés ; toute la partie supérieure de la plaie correspondant au rein est cicatrisée. Le fil qui liait l'uretère s'est également détaché.

A la partie inférieure de la plaie, il existe une fistule par où s'écoule du pus, surtout lorsqu'on presse sur la fosse iliaque. En pressant on détermine une douleur assez vive, qui correspond au trajet de l'uretère.

Depuis quelques jours le malade a de nouveau de la fièvre, des élévations de température le soir.

17 mai. Introduction d'une sonde molle de fort calibre dans l'orifice de l'uretère et grand lavage boriqué.

Ce lavage est renouvelé tous les jours.

Sous l'influence de ces lavages, les urines redeviennent plus claires et la fièvre disparaît.

Le 27. Les lavages ramènent toujours du pus en même quantité.

Voulant s'assurer que l'autre rein n'est pas pris, M. Reynier pratique le 27 mai la cystoscopie.

Avec le cystoscope, il arrive à voir l'uretère droit par où s'échappe d'une façon intermittente du pus.

Du côté gauche l'uretère paraît ne rien laisser écouler. Avec une sonde fine, il arrive à cathétériser, par l'orifice vésical, l'uretère droit ; et il s'échappe du pus par la sonde.

On avait donc la preuve péremptoire que c'était toujours l'uretère resté en place qui suppurait.

A la suite de cette exploration le malade eut le jour même un accès de fièvre urineuse avec frisson. Sous l'influence du sulfate de quinine pris à haute dose, l'accès ne se renouvela pas.

Depuis son entrée il prenait, en se reposant de temps en temps, du salol à l'intérieur et était au régime lacté.

29 juin, malgré les lavages répétés et renouvelés chaque jour de l'uretère, la suppuration ne diminuait pas. Cependant un fait était à remarquer ; les urines, certains jours, étaient presque normales ; puis, tout d'un coup, sans raison, pendant quatre ou cinq jours, elles redevenaient purulentes.

Pensant devant ce symptôme, que le rein opposé était sain, que cette suppuration était due à l'uretère resté en place, M. Reynier crut devoir intervenir de nouveau.

Le 29. Après avoir incisé de nouveau la cicatrice lombaire, les adhérences déterminées par les sutures qui unissaient l'uretère à la plaie sont détachées.

L'uretère, sur un trajet de 5 à 6 centimètres, fut disséqué dans une gangue fibreuse cicatricielle ; mais le tissu de cicatrice disséqué, il devint facile par la simple traction, d'attirer hors la plaie 15 centimètres de ce canal, qui présentait le calibre d'une anse d'intestin grêle moyennement dilatée.

Avec le doigt introduit dans la plaie et suivant l'uretère ainsi libéré, on arrivait au niveau du détroit supérieur sur l'artère iliaque.

Pensant ne laisser qu'une portion très courte de l'uretère, et toujours imbu de l'optimisme des auteurs qui disent que les lésions de l'uretère, après néphrectomie, s'arrangent d'elles-mêmes, M. Reynier crut devoir limiter là son intervention, et amenant par traction le plus qu'il put de l'uretère, il fit placer une ligature aussi bas que possible par l'aide.

Mais pendant que les manœuvres nécessitées par la pose de la ligature se faisaient, tout d'un coup l'uretère céda, se déchira et tandis que le bout supérieur restait dans les mains de l'opérateur, le bout inférieur rentrait dans le petit bassin, où il était impossible de le retrouver.

La dissection de l'uretère avait été longue et laborieuse, le malade était endormi depuis longtemps ; après avoir inutilement cherché à retrouver le bout inférieur, considérant qu'il restait dans les mains plus de 12 centimètres d'uretère, joint à 6 centimètres qui avaient été retirés à la première intervention, on résolut de remettre la recherche du bout inférieur à quelques jours de distance, et on se contenta de placer un drain dans le trajet occupé par la portion d'uretère qui avait été enlevée.

Le 30. Le malade dans les 2 jours qui ont suivi, s'est plaint de douleurs dans la fosse iliaque. Il n'a toutefois pas eu de fièvre.

1er juillet. Premier pansement par les drains. Il sort un mélange de pus et de sang.

Les urines restent toujours aussi purulentes.

Le 5. Le même écoulement de pus se produisant par la plaie et par les urines, M. Reynier se décide à aller à la recherche du bout inférieur de l'uretère.

Croyant que la déchirure avait dû porter tout près de la vessie, et que le bout rétracté devait être au-dessous du détroit supérieur, il résolut d'aller aborder la face postérieure de la vessie par l'incision préconisée par Roux pour l'ablation des vésicules séminales, pensant, vu le volume de l'uretère, qu'il devait arriver à le sentir facilement.

Au moyen d'une incision de 10 centimètres, à 2 centimètres de la ligne médiane, analogue à la section pararectale de Wolfler, atteignant en arrière le niveau du coccyx, il arrive facilement sur les côtés du rectum et sur la prostate.

Il sent très facilement les vésicules séminales, et, au-dessus le bas-fond de la vessie, qu'avec une sonde d'argent introduite par l'urèthre, il déprime. Mais il est impossible, malgré les recherches les plus minutieuses et les plus prolongées, d'arriver à découvrir l'uretère ou le sentir.

Tous les organes sont entourés de tissu adipeux dans lequel le toucher n'a que des notions fort vagues.

Au bout d'un assez long temps de recherches, il fut obligé de s'avouer vaincu et de refermer la plaie, et de la drainer.

Cette tentative inutile n'eut d'ailleurs aucun résultat fâcheux. Le malade n'a pas de fièvre et tout est terminé au bout de huit jours.

Mais les urines restent purulentes comme avant.

Le 31, quand M. Reynier quitte le service pour partir en vacances, l'état général du malade est bon, le drain lombaire ne donne plus rien, mais les urines sont à peine modifiées. Il y a des jours où elles sont claires, d'autres où elles sont purulentes et laissent déposer dans le vase une épaisse couche de pus.

5 novembre. M. Reynier reprend son service et trouve le malade toujours dans le même état. Il se lève, mais il continue à souffrir dans le flanc droit où la pression réveille, au-dessus du pubis, une forte douleur, et le malade le supplie d'intervenir à nouveau.

Les alternatives d'urines claires et d'urines purulentes semblent bien indiquer que l'autre rein continue à fonctionner normalement.

Cette fois M. Reynier résolut d'aller chercher l'uretère par la voie sus-pubienne.

Il fit un premier essai sur le cadavre, qui lui montra qu'en se servant du canal déférent, il devait trouver l'uretère, au point où ce conduit se croise avec le canal.

Le 14. Il pratiqua de nouveau la cystoscopie, espérant pouvoir, comme la première fois, cathétériser l'uretère, et laissant la bougie dans l'uretère, se servir de cette bougie comme guide.

Mais cette fois, il fut impossible de pratiquer le cathétérisme ; l'eau boriquée mise dans la vessie, pour la dilater, se troublait tout de suite et rendait l'éclairage impossible.

Toutefois, on constata encore, cette fois avec le cystoscope, que le pus sortait en tourbillon à droite d'un point vésical limité, correspondant à l'orifice de l'uretère.

Il n'y eut pas de fièvre à la suite de cette séance, et, le 18 novembre, le malade était de nouveau endormi.

Ayant injecté de l'acide borique dans la vessie, et gonflé un ballon de Petersen dans le rectum pour soulever le bas-fond de la vessie, comme dans la taille sus-pubienne, M. Reynier fit une incision parallèle à l'arcade crurale, dans la direction du canal inguinal.

Ayant découvert l'orifice externe de ce canal, il le fendit sur la sonde cannelée, et faisant tenir le canal déférent dans un écarteur qui soulevait la lèvre supérieure de l'incision, il décolla le péritoine comme pour la ligature de l'artère iliaque. Il arriva ainsi jusqu'au point ou le canal déférent croise les vaisseaux iliaques. A ce niveau, il chercha l'uretère que, d'après des expériences faites sur le cadavre, il devait trouver croisant les vaisseaux iliaques.

Les premières recherches furent d'abord vaines ; M. Reynier avait beau remonter le long des vaisseaux, il ne trouvait pas l'uretère, lorsque, laissant tomber le péritoine, il finit par le trouver accolé contre celui-ci et soulevé par l'écarteur.

Il fut alors facile d'isoler ce qui restait d'uretère dans toute son étendue.

Il restait un bout long de 12 centim. environ, s'arrêtant dans la fosse iliaque, un peu au-dessus des vaisseaux iliaques.

Il était fermé à son extrémité supérieure, qui avait été déchirée lors de la première opération, et présentait le calibre de l'intestin.

La cavité contenait du pus, qu'en pressant on faisait écouler par la vessie.

On put facilement, dans le tissu graisseux, isoler le bout inférieur de l'uretère jusqu'à son entrée dans la vessie, et sur le point où les fibres musculaires de cet organe viennent recouvrir l'uretère qui s'engage au milieu d'elles, on plaça un fil à ligature. Avant toutefois de placer ce fil, avec une curette, M. Reynier gratta et aviva la muqueuse de l'uretère, dans son trajet intra-vésical, de manière à faciliter l'accolement de ses parois.

Au voisinage de la vessie, l'uretère reprenait presque ses dimensions normales et à l'entrée de son trajet intravésical, il n'avait plus que le calibre d'un crayon.

Par prudence, les fils posés sur le bout de l'uretère furent attirés au dehors en faisant des tractions sur la vessie, et fixés à la partie interne de l'incision. Si les parois de l'uretère ne s'accolaient pas, et si l'orifice intravésical avait été dilaté, on se mettait en garde contre un réflexe de l'urine, qui n'aurait pu déterminer qu'une fistule urinaire facile à fermer.

Laissant un drain plongé dans le petit bassin, le trajet inguinal fut reconstitué avec un double rang de fils de soie, comme dans les cures radicales de hernie.

Les suites de l'opération furent très simples :

En dehors d'un écoulement sanguin abondant, par le drain, il n'y eut rien à noter.

Dès le lendemain de l'opération, les urines ne contenaient plus de pus, mais quelques nuages de mucus, très probablement dus à un peu de cystite résultant des manœuvres de cystoscopie et de sondage pendant l'opération. D'ailleurs, au bout de quelques jours, avec quelques cachets de salol, les urines devenaient parfaitement claires, et restaient claires à partir de ce moment.

Les fils placés sur l'uretère amenèrent pendant quelques jours une suppuration assez abondante, jusqu'au jour où ils furent tombés, quinze jours après l'opération.

Dès que les fils furent tombés, la plaie se ferma rapidement, et le malade fut complètement guéri, et quitta l'hôpital, le 20 janvier 1893, muni d'une ceinture qui avait paru nécessaire pour protéger les cicatrices. Le canal inguinal était d'ailleurs bien reconstitué, et il n'y avait pas trace d'impulsion au niveau de la cicatrice.

Le malade fut revu le 10 février, il a repris son travail de sculpteur sur bois, il ne se plaint plus d'aucune douleur ; ses urines sont toujours claires et son état général est très bon.

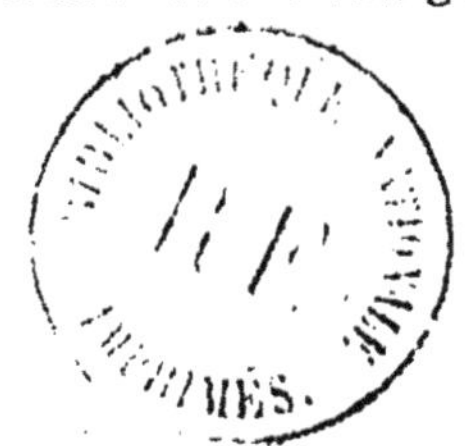

CONCLUSIONS

I. — Les lésions d'urétérite qui compliquent toujours les pyonéphroses, peuvent prendre une importance telle, qu'elles jouent certainement un grand rôle dans la persistance des fistules purulentes chez les néphrectomisés.

II. — Elles peuvent même exister seules et être susceptibles d'un traitement chirurgical s'adressant uniquement à elles.

III. — Quand elles accompagnent la suppuration rénale, il sera toujours prudent d'enlever avec la néphrectomie, la plus grande partie possible de l'uretère malade.

IV. — Si la suppuration persiste quand même, il faudra avoir recours à l'ablation totale de l'uretère, à l'urétérectomie.

V. — L'urétérectomie par la voie inguinale paraît être actuellement la méthode de choix dans l'ablation totale de l'uretère chez l'homme, et en particulier dans l'ablation de l'uretère pelvien.

IMPRIMERIE LEMALE ET Cⁱᵉ, HAVRE

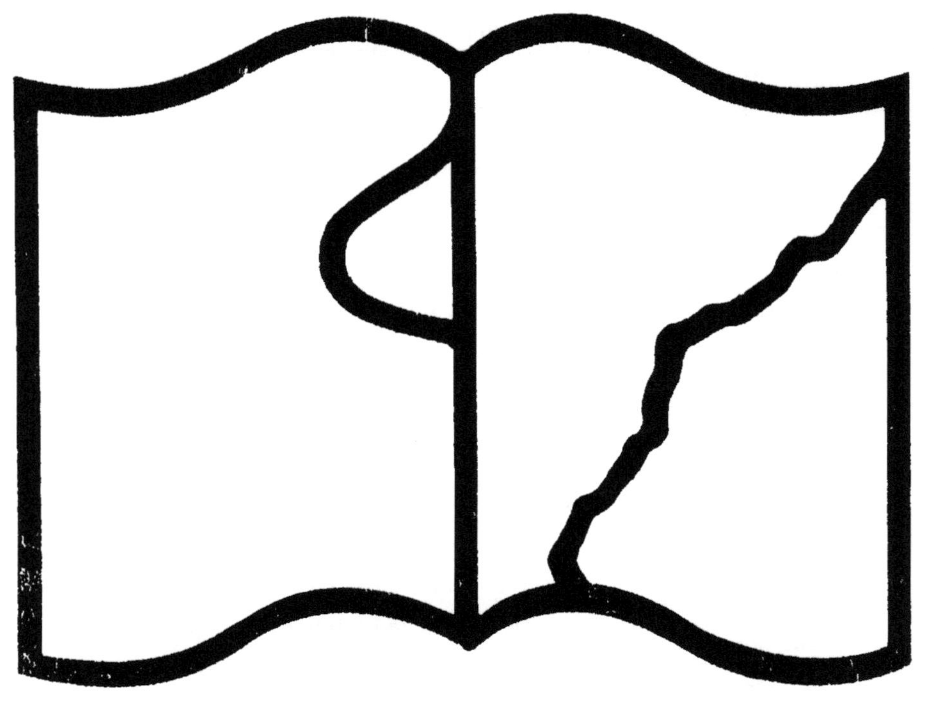

Texte détérioré — reliure défectueuse

NF Z 43-120-11

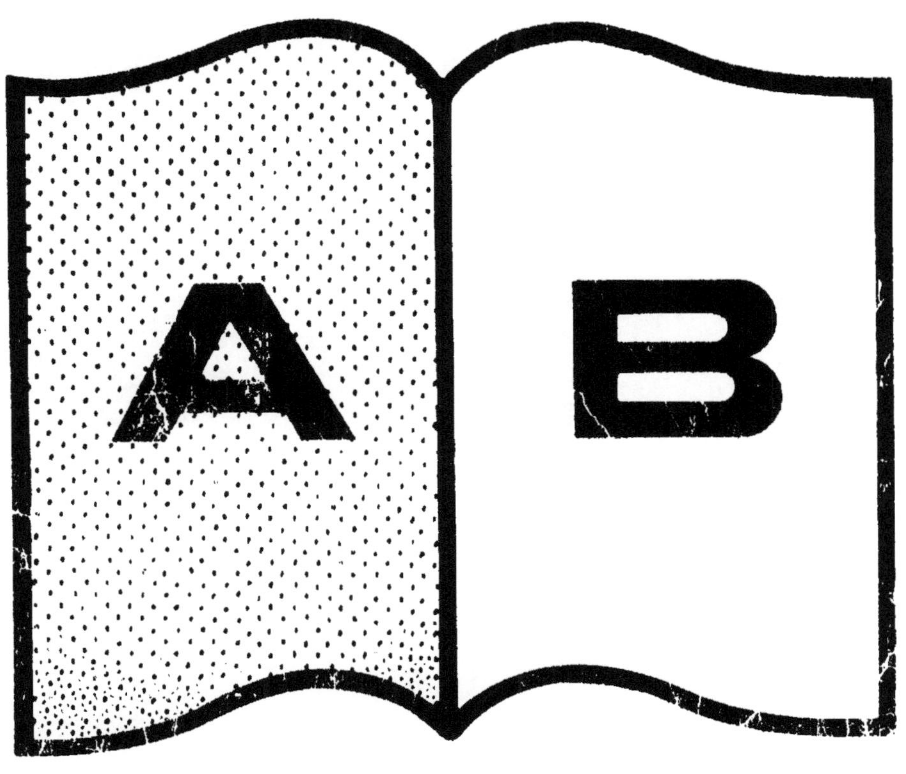

Contraste insuffisant

NF Z 43-120-14